Persónuleg bók sem fer með þig í persónulegt ferðalag. Lífið er ekki endilega alltaf einfalt. Það er þó ýmislegt sem hægt er að gera til að einfalda lífið, öðlast ró og hamingju. Hlýleg bók sem færir verkfæri í hendur til einfaldara og hamingjuríkara lífs.

—**Gunnar Páll Pálsson. Ritsjóri Dagskrárinnar / DFS.is**

Bókin er vel sett upp og Gunna Stella tengir skemmtilega við sitt eigið líf, sem án efa getur hjálpað þeim sem vilja gera breytingar til að einfalda líf sitt enn betur, því oft veit maður ekki hvar á að byrja. Bókin á erindi við alla því í nútímasamfélaginu, sem einkennist af hraða, veitir ekki af að staldra aðeins við og læra leiðir til að einfalda líf sitt – því lífið þarf ekki að vera svona flókið!

—**Sandra Guðmundsdóttir, forstöðumaður Birtu Starfsendurhæfingar Suðurlands**

Þessi bók hjá Gunnu Stellu er einlæg. Bókin stútfull af einföldum verkfærum sem ég get strax tileinkað mér í mitt líf. Ég trúi því að einfaldara líf sé einn af lyklunum í átt að betri líðan fyrir sjálfan mig. Mæli eindregið með þessari lesningu, gera verkefnin og einfalda þitt líf.

—**Nökkvi Fjalar Orrason, eigandi SWIPE ehf**

Þessi bók er bæði jákvæð og hvetjandi. Hún er vel og skipulega fram sett. Ég hefði gjarnan viljað lesa hana þegar ég var að stofna heimili en hún er engu að síður öllum gagnleg sem vilja taka meðvitaða ákvörðun um að lifa vel og fallega og í sátt við sjálfan sig og umhverfi sitt.

—**Ninna Sif Svavarsdóttir, Prestur**

Ég fagna útkomu bókarinnar Einfaldara líf sem er svo sannarlega tímabær. Gunna Stella er ávalt einlæg og talar út frá eigin reynslu og hvernig hún sjálf hefur öðlast einfaldara líf. Verkefnin í bókinni eru skýr, raunsæ og laus við öfgar. Einfaldari lífstíll hefur hjálpað mér að sjá betur það sem skiptir mig raunverulega máli og í hvað ég vil verja meiri tíma.

—**Linda Þuríður Helgadóttir, Grafískur hönnuður**

EINFALDARA LÍF

ÞETTA ÞARF EKKI AÐ VERA SVONA FLÓKIÐ

EINFALDARA LÍF

ÞETTA ÞARF EKKI AÐ VERA SVONA FLÓKIÐ

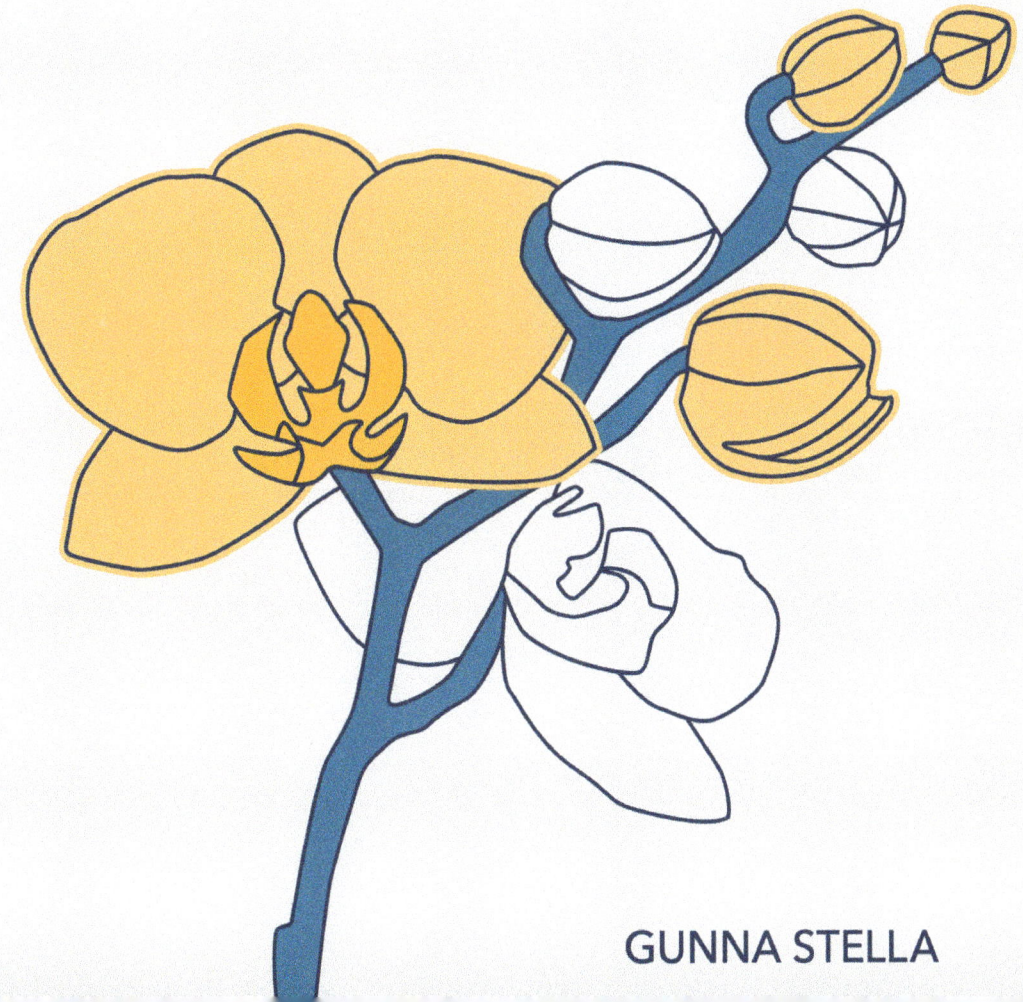

GUNNA STELLA

© 2021 Gunnhildur Stella Pálmarsdóttir
Öll Réttindi Áskilin
Útgefandi: Milk & Honey Books
www.milkandhoneybooks.com
Hönnun og teikningar: Linda Þuríður Helgadóttir
Umbrot: Jenny Erlingsson

ISBN TP: 978-1-953000-06-4

Þessi bók er tileinkuð fjölskyldu minni. Aron þú ert frábær eiginmaður. Þú ert svo hvetjandi og það er vegna þinnar hvatningar og þolinmæði sem þessi bók er komin á prent. Takk fyrir að vera alltaf fyrstur til að lesa allt sem ég skrifa.
Ég elska þig!

Lýdía Líf, Hinrik Jarl, Pétur Berg og Lúkas Lár. Draumur minn var að eiga fullt af börnum. Þið eruð sá draumur orðin að veruleika. Ég er svo stolt af ykkur. Ég vildi hafa meiri tíma til að vera sú móðir sem þið áttuð skilið. Einfaldara líf var svarið við því. Það eru forréttindi að vera mamma ykkar.
Ég elska ykkur svo mikið.

Þið frábæru krakkar, unglingar og nú fullorðnu konur sem hafið verið hjá okkur í fóstri um skemmri eða lengri tíma. Þessi bók er líka tileinkuð ykkur. Takk fyrir að leyfa okkur að vera hluti af lífi ykkar um tíma. Draumur minn var að vera með opið heimili og taka á móti börnum eins og ykkur í fóstur. Það hefði ekki verið hægt ef Einfaldara líf hefði ekki komið til sögunnar.

Á ÆÐRULEYSINU

„Dagur líður, nóttin færist nær

Blessuð sólin kyssir rauðan sæ

Ég sigli í höfn um leið og sólin sest

Úti á sjó er gott að vera en heima er best

Ég finn það fyrir rest

Það einfalda er best"

—KK

EFNISYFIRLIT

Um Mig	11
1. Af hverju að einfalda lífið?	13
2. Svefnherbergið sem griðarstaður	29
3. Áhrif svefns á andlega líðan	39
4. Eldhúsið – hjarta heimilisins	49
5. Góð næring og mikilvægi hennar	61
6. Gæðastundir og félagsleg tengsl	79
7. Hreyfing	93
8. Fataskápurinn	107
9. Tímastjórnun	117
10. Hvernig get ég hætt að kaupa það sem ég þarf ekki	131
11. Einfaldara líf til frambúðar	147
Lokaorð	155

UM MIG

Ég er kölluð Gunna Stella og er fyrst og fremst eiginkona, fjögurra barna móðir og fósturmóðir. Ég er mikil áhugamanneskja um allt sem viðkemur einfaldara lífi. Síðastliðin ár hef ég yfirfært hugtakið einfaldara líf yfir á allt sem ég geri, hvort sem það tengist heimilinu, fjölskyldunni, áhugamálum eða vinnu. Þetta hefur hjálpað mér að læra að njóta lífsins betur og að einblína á það sem skiptir mig mestu máli hverju sinni. Mitt markmið er að hjálpa sem flestum að upplifa meira jafnvægi og góðan skammt af hugarró með því að einfalda lífið.

Síðastliðin ár hef ég verið á vegferð sem ég kalla vegferð í átt að Einfaldara lífi. Vegferðin hófst fyrir 15 árum án þess að ég hafi áttað mig á því á þeim tíma, hvað þá að ég hefði nafn yfir hana. Þegar þetta ferðlag hófst var ég ung, nýbökuð móðir og hefur haldið áfram eftir því sem ég hef þroskast og fjölgað hefur í barnahópnum. Á þessum árum hef ég safnað saman ýmsum verkfærum sem hafa hjálpað mér að upplifa aukið jafnvægi í lífi og starfi. Í bókinni sem þú ert að lesa núna miðla ég af eigin reynslu og deili þeim verkfærum sem hafa nýst mér best á vegferð minni í átt að einfaldara lífi. Mín von er sú að hún hjálpi þér að einfalda lífið svo þú getir notið betur alls þess góða og yndislega sem lífið getur boðið þér upp á.

1

AF HVERJU AÐ EINFALDA LÍFIÐ?

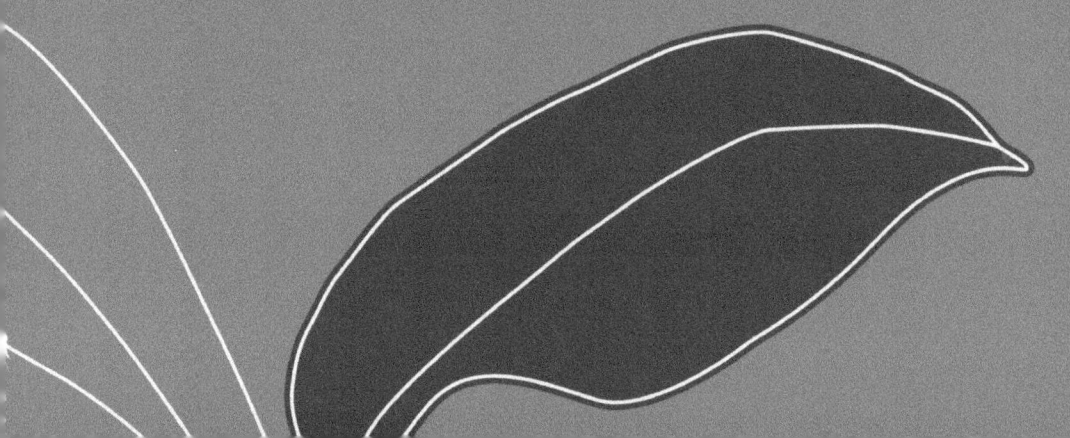

AF HVERJU AÐ EINFALDA LÍFIÐ?

Einfaldara líf snýst ekki um að: Skipuleggja, raða, setja hluti á góða staði og bæta endalaust á dagatalið.

Einfaldara líf snýst um að: Fjarlægja það sem þú þarft ekki á að halda. Losa þig við það sem þú átt, áður en það eignast þig. Einfaldara líf er að geta sagt já þegar það á við en líka að kunna að segja nei.

Við Aron, maðurinn minn, giftum okkur þegar við vorum 19 ára. Ég veit, við vorum mjög ung. Við erum ennþá gift í dag og ótrúlega ánægð með hvort annað, 20 árum síðar þegar þetta er skrifað. Fólk verður oft hissa þegar við segjum frá því hversu ung við vorum, en við vissum að við vildum vera saman. Við eignuðumst fyrsta barnið okkar, frumburðinn og einkadótturina, Lýdíu Líf þegar við höfðum verið gift í þrjú ár. Ég man þann dag eins og hann hafi gerst í gær. Ég man aðdraganda fæðingarinnar, fæðinguna sjálfa og ég man eftir yndislegu ljósmóðurinni sem tók á móti stúlkunni okkar. Í mínum huga var sú ljósmóðir *engill* sem var sendur á réttum tíma á réttan stað. Þegar ég var orðin ófrísk af Lýdíu kom í ljós blaðra á eggjastokk sem þurfti að skoða nánar. Þegar Lýdía var orðin eins árs þurfti ég að fara í aðgerð. Í aðgerðinni átti að fjarlægja blöðruna, sem hafði verið til ama, af hægri eggjastokk. Þegar ég vaknaði af svæfingunni var búið að fjarlægja vinstri eggjastokkinn vegna Teratoma æxlis. Það var mikið áfall og mín fyrstu viðbrögð voru: *Get ég átt fleiri börn?* Innst í hjarta mínu blundaði löngun til að eignast stóra fjölskyldu og mörg börn. Í kjölfarið gekk í garð erfiður tími. Tími sem einkenndist af mörgum læknisheimsóknum, fósturmissi, vonbrigðum og fleiri aðgerðum. Gleðin varð því mjög mikil þegar annað barnið okkar hann Hinrik Jarl kom loksins í heiminn fimm og hálfu ári eftir aðgerðina örlagaríku. Tæplega þremur árum síðar fæddist þriðja barnið okkar, Pétur Berg. Þegar Pétur Berg var 2. ára var ég orðin ófrísk af fjórða barninu okkar, Lúkasi Lár. Ég gæti í raun skrifað heila bók um þessa reynslu og allt sem gekk á. Þetta fimm og hálfa ár sem við biðum á milli vonar og ótta eftir því hvort við myndum eignast annað barn. Sá tími hafði mikil áhrif á mig og átti ríkan þátt í að gera mig að þeirri manneskju sem ég er í dag. Þessi tími hafði líka þau áhrif að mér fór að þykja mjög mikilvægt að setja tíma með börnunum í forgang og sinna þeim vel. Því það var svo sannarlega ekki sjálfgefið að hafa eignast þessi dýrmætu börn.

Einn örlagaríkan dag, þegar ég var ófrísk af Lúkasi Lár, hring snérist ég í kringum sjálfa mig í húsinu okkar. Á þeim tíma var ég eins og Þ í laginu, kasólétt. Þegar ég gekk inn í herbergi kom bumban fyrst, og svo nokkru síðar, restin af mér. Húsið okkar er stórt tveggja hæða hús og *einhverra* hluta vegna var þetta hús yfirfullt af hlutum, leikföngum, húsgögnum, þvotti og öllu því sem á að fylgja stórri fjölskyldu. Ég skrifa einhverra hluta vegna þar sem ég sá ekki strax að það væri okkar eigin sök. Við Aron erum safnarar í eðli okkar og stunduðum það til dæmis að fara í antik bókabúðir þegar við vorum í námi erlendis og kaupa allskonar bækur á smápening. Bækur sem við lásum svo ekki einu sinni, heldur settum þær bara upp í hillu þar sem þær söfnuðu ryki. Okkur fannst líka mjög gaman að heimsækja nytjamarkaði og skipta út húsgögnum og sögðum yfirleitt já ef einhver vildi gefa okkur eitthvað sem viðkomandi var hættur að nota og það gerðist reglulega!

Staðreyndin er sú að á þessum tímapunkti í lífi mínu fannst mér ég ekki gera neitt annað við tíma minn en að koma hlutum fyrir, laga til, flokka, þvo endalaust mikið af þvotti og svo mætti lengi telja.

Þarna fékk ég nóg. Mér fannst ég ekki hafa nægan tíma fyrir börnin mín. Dýrmætu börnin sem ég hafði svo lengi þráð að eignast. Mér fannst ég ekki hafa tíma til að setjast niður og leika við þau, heldur þurfti ég alltaf að vera að halda heimilinu í horfinu. Ég sem hafði gengið í gegnum það að geta ekki átt börn í mörg ár, átti nú þrjú og það fjórða á leiðinni. Það var eitthvað sem hrópaði innra með mér: *Þetta er rangt! Þetta er rangt!* Lífið á ekki að snúast um dauða hluti. Þú átt að hafa meiri tíma fyrir börnin þín!

Það var eins og ljós kviknaði innra með mér. Upp úr þessu fór ég að kanna hvað netheimar hefðu að segja um það að einfalda líf sitt. Ég rakst á konu að nafni Marie Kondo sem var með vefsíðu og bók sem hún hafði gefið út sem tengdist því að laga til og losa sig við hluti. Ég ákvað að nota hennar aðferð og réðst á fataskápinn minn. Ég tók öll fötin úr skápnum. Lagði þau í hrúgu á gólfið og tók hverja flíkina á fætur annari upp, snerti hana og hugsaði: *Hvernig líður mér í þessari flík?* Ef tilfinningin og líðanin sem ég upplifði var jákvæð þá setti ég hana í eina hrúgu en ef hún var neikvæð þá setti ég hana í aðra hrúgu. Þegar verkinu var lokið var mun meira af fötum í hrúgunni *neikvætt*. Ég gæti vel trúað því að þú kannist við það að eiga fullan fataskáp af fötum en finnast samt sem þú eigir ekki neitt sem þig langar til að vera í. Getur það átt við þig?

Þeim flíkum sem fóru í neikvætt hrúguna pakkaði ég umorðalaust í poka og fór með þau á Nytjamarkaðinn hér á Selfossi. Fötin sem höfðu lent í jákvæðu hrúgunni setti ég inn í fataskáp. Fataskápurinn var hálftómur eftir þetta mikla verk en mikið rosalega var ég ánægð. Þvílík gleði að hafa einungis föt í fataskápnum sem veittu mér gleði og ánægju. Allt í einu var mun auðveldara að velja hvað ég ætlaði að fara í og leiðinlega tilfinningin að eiga ekkert til að fara í var horfin. Ég verð að viðurkenna að maðurinn minn fékk nett áfall þegar hann sá aðfarirnar en hann sá líka hvað þetta veitti mér mikla gleði og hvað ég varð mun ánægðari með það sem ég átti. Það er nefnilega leyndardómur fólginn í því að eiga minna. Að eiga minna er ákveðinn lykill að lífshamingju eins órökrétt og það kann að hljóma.

> **Ekki hafa neitt heima hjá þér sem þér finnst ekki vera gagnlegt eða fallegt.**
> —*William Morris, 1834.*

Verkinu var þó langt í frá lokið þegar þarna var komið við sögu. Eftir að litli prinsinn hann Lúkas Lár fæddist hélt ég áfram að skoða vefsíður sem fjölluðu um mínímalisma og hlustaði á ótölulegan fjölda hljóðbóka sem fjölluðu um það að einfalda lífið. Það kom skemmtilega á óvart að það er fullt af fólki úti í hinum stóra heimi sem þráir að einfalda lífið og margir hafa verið á þeirri vegferð lengi.

Lýdía dóttir okkar var að detta inn í unglingsárin á þessum tíma og fór á sama hátt í gegnum fataskápinn sinn og ég hafði gert. Ég fór í gegnum föt drengjanna minna og þeim var sko alveg sama þó ég gerði þá nokkrum flíkunum fátækari. Það sem varð eftir í skúffunum þeirra var það sem þeir vildu helst vera í. Í ljós kom að strákarnir þurftu í raun aðeins eina skúffu á mann. Samt áttu þeir allt sem þá vantaði og vel til skiptanna. Síðan þá eru liðin nokkur ár og þeir hafa stækkað og þurfa meira pláss fyrir fötin sín þar sem þau eru stærri. Þeir þurfa þó í mesta lagi tvær skúffur hver. Ekki misskilja mig samt. Ef eitthvert okkar vantar föt er lítið mál að kaupa þau og leyfa sér þá meiri gæðaflíkur en áður. Við kaupum það sem við þurfum en kaupum ekki af því bara. Einfaldara líf snýst ekki um að kaupa aldrei neitt, heldur að hugsa sig vel um, vanda valið og kaupa það sem mann vantar.

Ég ætla ekki að ljúga að ykkur og segja að það hafi verið auðvelt að fá Aron og aðra fjölskyldumeðlimi með. Hann var ekki alveg að kaupa þetta nýja *æði* mitt, enda safnari í eðli sínu og hefur gott auga fyrir fallegum hlutum. Hann fór þó að sjá að mér leið betur og varð smám saman sáttari, æðrulausari og umfram allt upplifði hann léttinn sem fólst í því að mér fannst ég hafa meiri tíma. Í kjölfarið fór hann að hlusta á bækur um einfaldara líf og naumhyggju. Einn af þeim sem hann hlustaði á var Joshua Becker sem heldur úti heimasíðunni www.becomingminimalist.com. Hann hefur skrifað frábærar bækur sem allar hafa stutt okkur á vegferðinni í átt að einfaldara lífi. Í kjölfarið gerði Aron rassíu hjá sjálfum sér, losaði sig við alls konar dót í bílskúrnum, föt úr fataskápnum og fleira. Hann upplifði sér til undrunar ákveðinn létti og fann að þetta gerði lífið einfaldara. Í dag á hann mun auðveldara með að losa sig við hluti sem hann er hættur að nota og finnst óþarfi að safna að sér allskyns hlutum sem hann hefur engin not fyrir.

Mínímalismi eða naumhyggja eins og það er oft kallað á íslensku er fyrirbæri sem er hægt að skilgreina á marga vegu.

Hér áður fyrr sá ég fyrir mér stofu með hvítum veggjum, einum sófa og jafnvel einu borði. Engir skrautmunir, ekkert á veggjum og engir persónulegir hlutir. Mínímalismi er svo langt frá því að vera það.

> **Joshua Becker skilgreinir mínímalisma sem það að láta það sem skiptir okkur mestu máli hafa forgang en fjarlægja úr lífi okkar það sem vinnur gegn því.**

Skilgreining á mínímalískum lífstíl eða einfaldara lífi getur verið ein fyrir mig en önnur fyrir þig. Það sem skiptir mig mestu máli skiptir þig kannski litlu sem engu máli. Það sem truflar mig frá því að sinna því sem ég vil hafa í forgangi er kannski annað en það sem truflar þig.

Mínímalískur lífsstíll getur þýtt það að þú búir í stuttan tíma á hverjum stað og ferðist með allt þitt í einni ferðatösku. Þetta er ekki sú skilgreining sem á við mig. Ég gæti ekki átt allt mitt í einni ferðatösku. Ég elska að eiga heimili og hafa notalegt í kringum mig. Ég elska að baka og borða góðan og næringarríkan mat. Ég elska líka að ferðast og við höfum gert mjög mikið af því. Það þýðir samt ekki að ég þurfi að eiga allt mitt í einni ferðatösku. Mínímalískur lífsstíll gerir mér þó kleift að ferðast oftar en áður og ferðast létt.

Einfaldara líf þýðir fyrir mig að velja það að hafa húsgögn og skrautmuni í lágmarki. Það sem okkur finnst fallegt fær sinn stað. Ég elska bækur og það að ganga inn í bókabúð eða á bókasafn veitir mér alltaf ákveðna gleði. Það er friður og ró í kringum bækur. Við erum bókafjölskylda og börnin eru hvert af öðru að verða miklir bókaormar. Okkur fannst því fullkomið að gera holið á heimilinu að stað sem geymir bækur. Þar eru bókahillur sem Aron smíðaði. Við losuðum okkur samt við mikið af bókum þegar við byrjuðum að einfalda en settum okkur þá reglu að um leið og það færi að flæða úr bókahillunum og hætti að vera pláss fyrir nýjar bækur þá væri komin tími til að losa sig við einhverjar sem fyrir voru.

Ég elska að ganga inn í eldhús þar sem er nægt borðpláss til að vinna. Þar sem ekki er allt þakið allskonar eldhúsáhöldum, eldhústækjum og dóti sem ég held að ég hafi þörf fyrir. Ég vil geta bakað í eldhúsinu mínu án þess að þurfa að færa allskyns hluti til. Á þessari vegferð okkar höfum við í raun farið smám saman í gegnum heimilið okkar og flokkað hluti eins og ég gerði við fötin á sínum tíma. Það sem vekur gleði og jákvæðar tilfinningar fær að eiga sinn sess áfram. Þessi vegferð hefur tekið okkur nokkur ár og við þurfum alltaf að vera vakandi og endurmeta og skoða. Við erum ekki fullkomin en við kunnum að fagna litlu sigrunum!

Ég er þannig að upplagi að ég vil hafa hreint í kringum mig. Mér líður betur þegar ég er inni í herbergi sem er hreint. Eftir því sem hlutunum fækkaði á heimili okkar því auðveldara varð að laga til og halda heimilinu hreinu. Ég eyði mun minni tíma í að laga til en áður. Ég eyði mun minni tíma í að þvo þvott, en áður og ég þarf ekki að skammast mín fyrir draslið heima hjá mér ef einhverjum dettur í hug að kíkja í heimsókn óundirbúið. Ekki það að ég hafi gert það mikið hér áður en ég finn að frelsið er mun meira.

> **Einfaldara líf snýst í raun og veru um það að láta það sem skiptir okkur mestu máli hafa forgang en fjarlægja úr lífi okkar það sem vinnur gegn því.**

Áður upplifði ég svo oft að hafa ekki tíma til að sinna því sem hjarta mitt þráði og mér fannst það verulega leiðinlegt. Eftir því sem ég las meira um minimalisma og uppgötvaði betur að hann gæti einfaldað líf mitt vildi ég vita meira og ganga lengra í þá átt. Til þess að ná markmiði okkar í því að einfalda lífið þurfum við að hafa ástæðu fyrir því. Það er mjög mikilvægt til þess að við náum árangri. Ég hef sett á blað nokkrar ástæður fyrir því að ég vildi hafa lífið einfaldara.

Ástæður
Ég þráði að hafa meiri tíma fyrir börnin mín.
Ég þráði að hafa meiri tíma til að sinna fólki.
Ég þráði að geta skipt um vinnu.
Ég þráði að hjálpa einstaklingum að upplifa heilbrigðara líf.
Ég þráði að geta menntað mig meira.
Ég þráði að geta borgað niður skuldir.
Ég þráði að hafa meiri fjármuni til að ferðast.

Það segir sig sjálft að það er fjárhagslegur ávinningur af þessum lífsstíl. Til þess að það geti orðið þarf maður að breyta hugarfari sínu gagnvart innkaupum eins og fjallað verður um seinna í bókinni. Ég og Aron höfum í gegnum tíðina aðallega keypt notuð húsgögn og hluti sem við þurfum fyrir heimilið. Fatnað höfum við aftur á móti oftast keypt á ferðum erlendis. Samt sem áður þá höfum við fundið fjárhagslegan ávinning af því að hugsa betur um það sem við setjum peningana okkar í.

Einfaldara líf fyrir mig er það að geta sinnt því sem hjarta mitt brennur fyrir. Einfaldara líf er að geta sest niður og drekka kaffibollann minn án þess að hafa áhyggjur af því sem ég þarf að gera næst. Einfaldara líf er það að njóta dagsins og vera glöð og ánægð í því starfi sem ég sinni. Einfaldara líf er að geta hlegið að mistökum mínum og klaufaskap. Einfaldara líf er að geta notið þess að sinna fjölskyldu og börnum án þess að bíða eftir að dagurinn líði og allir fari að sofa. Einfaldara líf er að njóta hversdagsins og hætta að bíða eftir helgunum. Einfaldara líf er að vera þakklát fyrir daginn í dag og bíða ekki alltaf eftir næstu skemmtun. Einfaldara líf er að njóta þess að vera heima því heimilið er griðastaður þar sem hægt er að hvílast, hlæja, já og gráta og vera ekta.

Það eru ekki allir dagar nákvæmlega eins og ég vil hafa þá, en það eru fleiri dagar þannig en áður og ég er ótrúlega þakklát fyrir það.
Það hentar mér svo vel að lifa einfaldara lífi. Að hafa minna af hlutum í kringum mig, hafa minna í skápum, fataskápum og bara minna yfirleitt. Ég þarf þó alltaf að muna að ekkert er fullkomið og það fer eftir stærð húsa og fjölda einstaklinga sem búa á heimili hversu mikið af hlutum er á hverju heimili. Það er engin ein regla fyrir því. Þess vegna þarf ég alltaf að muna að einfaldara líf fyrir mig er öðruvísi en einfaldara líf fyrir einhvern annan. Því er mjög mikilvægt að átta sig á grundvallarástæðum þess hvers vegna maður vill einfalda lífið og hverju maður er að leita eftir.

Á þessari stundu sit ég í bakaríi með kaffibolla og hugsa um þig sem ert að lesa þessa bók. Ég held ég skilji hvaða tilfinningar eru í gangi innra með þér. Þú vilt eflaust breytingu. Ég skil að þú viljir njóta hversdagsins betur og ég veit að þú munt komast á þann stað sem þig dreymir um ef þú heldur áfram. Ég hvet þig því til að skoða alvarlega af hverju vilt þú einfalda lífið og hverju það muni breyta fyrir þig.

Á næstu blaðsíðu finnur þú verkefni sem getur hjálpað þér að átta þig á því af hverju þú vilt einfalda lífið og hvað þú ættir að forðast á þeirri vegferð. Þetta verkefni ber yfirskriftina. *Af hverju ætti ég að einfalda lífið?*

Fyrst byrjum við á því að finna ástæðurnar. Af hverju vilt þú einfaldara líf?

Það er mjög mikilvægt að þú gefir þér tíma til þess að velta fyrir þér spurningunni *af hverju vil ég einfalda lífið?* Hver er ástæðan fyrir því að þú ert að lesa þessa bók?
Ég taldi upp nokkrar ástæður hér að framan um af hverju ég vildi einfalda lífið á sínum tíma. En hverjar eru þínar ástæður?

Mínar ástæður
- Meira svigrúm
- Meiri tími
- Meiri menntun
- Borga niður skuldir
- Gefa meira af mér
- Ferðast meira

Þegar þú ert búin að átta þig á þínum ástæðum og setja þær niður á blað skaltu skrifa niður í stuttu máli þitt *af hverju* eða það sem ég kalla *mín yfirlýsing*.

Það getur vel verið að það taki þig smá tíma að setja ástæðurnar niður. Það getur líka verið að það verði þér mjög auðvelt. Við erum misjöfn og vinnum mishratt. Þegar þú ert búin/nn að skrifa ástæðurnar niður er gott að skrifa niður hvað það er sem þú vilt forðast.

Ég vildi t.d. forðast
- Hraða
- Gremju
- Ótta
- Stjórnleysi

- Skuldir
- Að vera of upptekin fyrir eitthvað sem er gott

Þegar því er lokið er gott að breyta ástæðunum þínum í yfirlýsingu.

Einfaldara líf snýst, sem fyrr segir, um að láta það sem skiptir okkur mestu máli hafa forgang en fjarlægja úr lífi okkar það sem gerir það ekki. Það er mjög gott að hafa þessa skilgreiningu að leiðarljósi þegar þú vinnur þína yfirlýsingu.

Mín yfirlýsing var svona og er þannig enn í dag:
Ég vil lifa einfaldara lífi til þess að ég geti gefið fólkinu í lífi mínu meiri tíma, geti sinnt hugðarefnum mínum og gefið meira af mér.

VERKEFNI
Af hverju vil ég einfalda lífið?

Hverjar eru ástæðurnar?

_____

_____

_____

Hvað vil ég forðast?

_____

_____

_____

Mín yfirlýsing: Dags _____

Ég vil lifa einfaldara lífi til þess

_____

_____

_____

2

SVEFNHERBERGIÐ SEM GRIÐARSTAÐUR

SVEFNHERBERGIÐ
SEM GRIÐARSTAÐUR

Áður en þú heldur áfram með bókina hvet ég þig til að staldra við og skoða yfirlýsinguna þína. Yfirlýsinguna er gott að hafa á áberandi stað.

Einhvers staðar þar sem þú ert reglulega minnt/ur á hvers vegna þú vilt taka meðvitaða ákvörðun á hverjum degi um að einfalda lífið. Ef þú ert ekki búin að skrifa yfirlýsinguna niður þá hvet ég þig til þess að fara aftur til baka í fyrsta kafla bókarinnar og klára hana. Yfirlýsingin er eins og ljós á vita. Hún lýsir okkur leiðina og hjálpar okkur að taka meðvitaða ákvörðun og taka þau skref sem við þurfum á leiðinni í átt að ljósinu.

Fyrir nokkru síðan skrifaði ég grein fyrir *Smartland* á mbl.is. Þessi grein fjallaði um mikilvægi þess að svefnherbergið væri griðarstaður. Staður þar sem þú upplifir frið og ró. Áður en greinin birtist á *Smartland* var einhver sem breytti fyrirsögn hennar í *Ekki gera þessi mistök í hjónaherberginu*. Ég hélt ég myndi deyja úr hlátri þegar ég sá þessa fyrirsögn þar sem ég vissi að það væri mjög auðvelt að misskilja hana (ég hvet þig til að prófa að googla hana). Fyrirsögnin var að vísu ekki röng þar sem hún snérist um það hvað við ættum að forðast í hjónaherberginu til þess að okkur liði betur og upplifðum svefnherbergið sem þann griðarstað sem hann á að vera. Öðru hvoru skelli ég ennþá upp úr þegar ég hugsa um þessa fyrirsögn. Ég var ánægð með að þessi grein var ein mest lesna grein þeirrar viku og ég vona að margir hafi getað nýtt sér þau ráð sem þar eru gefin. Það vill oft vera þannig almennt, að hjónaherbergið er sá staður sem minnst áhersla er lögð á. Þetta herbergi er oft innst á svefnherbergis ganginum eða eins og í okkar tilfelli á efri hæðinni. Það eru ekki mjög miklar líkur á að gestir fari inn í herbergið eða sjái hvernig það lítur út og því kannski ekki lögð eins mikil áhersla á það eins og t.d. stofuna eða sameiginleg rými hússins nú eða barna herbergin. Svefnherbergið er stundum herbergi sem verður geymsla fyrir allskyns hluti og drasl. Föt sem á eftir að brjóta saman er hent þangað inn. Sumir eru með skrifborð í herberginu sínu sem safnar allskyns drasli t.d. blöðum og smáhlutum og svo má lengi telja. Ég hef heyrt af ótrúlegustu hlutum sem eru geymdir inn í svefnherbergi. T.d sófaborð, stólar og gamlar hillur. Hjónaherbergið þarf að vera notalegt. Þetta er herbergið sem þú ferð inn í til að hvíla þig. Þetta er herbergið þar sem þú tengist maka þínum ef þú átt maka og þetta er herbergi sem á að vera griðarstaður. Ég mæli með því að hafa þetta það herbergi sem þú sem þú tekur fyrst í gegn. Það er eitthvað svo yndislegt að koma inn í notalegt herbergi að kvöldi til. Herbergi sem gefur þér hugarró og frið. Það er mjög misjafnt hver okkar stíll er. Það sem mér finnst fallegt og notalegt finnst þér kannski alls ekki eins fallegt og notalegt og því mikilvægt að hver og einn finni sinn stíl.

Það er hins vegar góð regla að hugsa hjónaherbergið þannig að það sé ekkert þar inni nema herbergishúsgögn og fataskápur eða kommóða sem hefur að geyma föt. Eftir að við fórum að einfalda á okkar heimili komst ég því að mér líkar það mjög vel að koma inn í herbergi sem hefur að geyma eins lítið af húsgögnum og rýmið kemst upp með ásamt einstaka, fallegum skrautmunum. Herbergið okkar er ekki stórt en í því er hjónarúm með gráum gafli ásamt tveimur náttborðum sem fylgdu með rúmi sem amma mín og afi áttu og Aron maðurinn minn málaði hvít. Síðan er fataskápur með speglahurðum sem lætur herbergið virka örlítið stærra en það er. Við erum með tvöfalda dúnsæng sem er því miður ekki hægt að kaupa sængurver utan um á Íslandi. Það er þó í góðu lagi þar sem að við höfum farið niður í að eiga aðeins tvö sett af sængurverum fyrir hvern fjölskyldumeðlim. Við eigum því tvö sett á sængina okkar sem við skiptumst á að nota og ef annað er orðið lélegt þá fæ ég einhvern sem er á leið til Ameríku til að kaupa nýtt sett fyrir mig í leiðinni.

Ef þú ert með auka húsgögn eða eitthvað annað sem ekki á heima í svefnherberginu þá muntu alveg örugglega fá meira pláss eftir því sem þú byrjar að einfalda heimilið. Þá getur þú fært það til. Síðan getur vel verið að eitthvað af því sem þú ert með inni í þínu svefnherbergi séu hlutir sem þú getur selt eða gefið á næsta nytjamarkað. Ég hef valið að hafa herbergið einfalt því mér líður vel að koma inn í herbergi sem er einfalt. Við erum ekki með neitt á veggjunum enn sem komið er. Planið er að fá okkur einhvern tímann fallega mynd fyrir ofan rúmið sem þarf þó að vera á striga þar sem ekki ætti að hengja neitt þungt yfir rúmið þegar maður býr á jarðskjálftasvæði eins og við.

Á náttborðunum okkar er lampi. Þegar ég les á kvöldin þá les ég yfirleitt í Kindle sem er lesbretti með innbyggðu ljósi. Við hlöðum ekki símana okkar inn í herbergi, heldur hlöðum við þá frammi á nóttunni. Það er líka gott ráð til að koma sér á fætur þegar vekjaraklukkan hringir frammi. Þá neyðumst við til að standa upp svo það tekur því ekki að ýta aftur á snooze takkann. Ég viðurkenni þó að eftir því sem myrkrið verður meira þá gríp ég stundum í það að sækja símann fram og ýta á snooze og skríða undir hlýja sængina í nokkrar mínútur í viðbót.

Það er dásamlegt að geta farið inn í herbergið sitt eftir langan dag og upplifa herbergið sem griðarstað sem gefur frið þar sem það er ekkert auka áreiti. Þar er ekki þvottur sem þarf að brjóta saman, ekki póstur sem á eftir að opna, ekki leikföng frá börnunum eða nokkuð annað en það sem á þar heima.

Það er mikilvægt og gott að hafa í huga að náttborð geta safnað drasli. Þú þarft að fara í gegnum það og hugsa hvort þú þurfir á þeim hlutum að halda . Ert þú t.d ein/n af þeim sem lest á kvöldin? Þá þarftu bækur, lesbretti og/eða lampa. Ef þú horfir á sjónvarp inni í herberginu þínu þarftu pláss fyrir fjarstýringuna. Ég mæli þó eindregið með því að sleppa sjónvarpinu þar inni þar sem það getur haft áhrif á svefninn. Ef þú hleður símann í herberginu þarftu að hafa hleðslutæki. Það er því gott að hugsa hverju þú þarft á að halda inn í herbergi. Hvað það er sem þú þarft að nota þar.

Náttborðið þitt er yfirleitt það fyrsta sem þú sérð þegar þú vaknar og því er ótrúlega gott að reyna að takmarka það magn sem þú hefur á því. Margir eru með bókasafn á náttborðinu sínu til þess að geta gripið í ef þá langar til að lesa. Staðreyndin er þó sú að það er oft betra að vera með færri bækur en fleiri á náttborðinu. Það minnkar líkur á valkvíða, kemur í veg fyrir ryksöfnun og gerir það að verkum að það eru meiri líkur en minni á að þú klárir bók. Ef þú ert með langan lista af bókum sem þig langar að lesa þá gæti verið sniðugt fyrir þig að útbúa lista t.d í google keep eða sambærilegu forriti. Þá getur þú hakað við þær bækur sem þú klárar og þannig áttað þig á því hvaða bækur þú ert búin með og hvað þú átt eftir að lesa.

Það er mjög gott að venja sig á það að búa um rúmið um leið og þú vaknar. Ég veit það að mér líður mun betur þegar ég geng inn í herbergið mitt og búið er að búa um. Ég eða Aron búum um rúmið okkar á morgnana og það er mjög góð byrjun á deginum. Á YouTube má finna myndbandið (*This admiral's inspiring speech will convince you to make your bed every morning*) sem útskýrir vel af hverju það er gott að búa um rúmið sitt á hverjum morgni. Ég hvet þig til að kíkja á þetta myndband. Það er afskaplega gott að kenna börnum eins fljótt og hægt er að það sé góður siður að búa um rúmið sitt. Því fyrr því betra. Við þurfum að muna það að þau þurfa að fá að búa um á sínum forsendum. Þegar þau er hvött til þess á jákvæðan hátt og hrósað fyrir verk sitt verður það að búa um rúmið skemmtilegt verk sem verður hluti af lífinu rétt eins og það að tannbursta sig.

> **Búðu um rúmið þitt þegar þú ferð á fætur að morgni, það er *einfaldara líf***

Rúmið þitt ætti að vera fallegt. Ef þú vilt hafa púða á því eða rúmteppi þá gerir þú það. Við höfum haft rúmteppi á rúminu okkar en ég komst að þeirri niðurstöðu að það er flókið og því hef valið að fara einfaldari leið og er því með stóra tvíbreiða sæng og við búum um með því að breiða vel úr henni. Hún er það stór að hún lítur út eins og rúmteppi þegar búið er að því. Það getur verið eitthvað annað sem þú ert að leita að. Kannski viltu hafa notalegt andrúmsloft, litríka eða mjúka og kósý púða. Hugsanlega viltu upplifa sömu tilfinningu og þú gerir þegar þú gengur inn á hótelherbergi. Þú þarft að finna hvað hentar þér. Það er líka mikilvægt að passa að það séu ekki leikföng og rusl undir rúminu. Mér finnst best að hafa ekki neitt undir rúminu okkar en ef það er pláss undir rúminu þá getur þú nýtt það til að geyma t.d. föt sem börnin þín eru að vaxa upp í. Þá er gott að setja þau í plastkassa því annars eru þau fljót að safna ryki.

Mögulega viltu hafa skraut á veggjum í svefnherberginu. Það mikilvægasta er að þú búir þannig um þitt herbergi að þér líði vel þegar þú ferð inn í það. Þú þarft að elska herbergið þitt.

Hvaða skref getur þú tekið í dag til þess að þitt herbergi verði að þeim griðarstað sem þú vilt að það sé?

Verkefni þessa kafla er að einfalda herbergið. Það er gott að setjast niður þó það sé ekki nema í örfáar mínútur og skrifa niður hvað það er sem þú vilt gera til þess að herbergið þitt verði griðastaður. Ég til dæmis vildi tæma náttborðin og hafa einungis eitthvað á þeim sem væri í notkun og ekkert aukalega í skúffum eða skápum. Ég vildi hætta að nota rúmteppi. Ég vildi hafa tvö sett af sængurverum. Ég vildi taka skraut úr gluggum og af veggjum og mála veggina þannig að þegar ég kæmi inn í herbergið mitt þá myndi mér finnast það vera bjart og hreint. Ég vildi hafa speglahurð á skápnum þannig að herbergið virkaði stærra. Ég vildi líka teppaleggja herbergið á sínum tíma, ég veit að það er ekki allra en mér finnst notalegt að stíga á mjúkt teppi á morgnana þegar ég vakna. Sumir velja það að hafa mottu undir rúminu sínu sem nær út fyrir þannig að þeir upplifi þessa sömu tilfinningu.

Ég hvet þig til þess að skrifa niður hvað það er sem þú vilt fyrir herbergið þitt og ef það er eitthvað sem þú veist að þú þarft að hætta að gera t.d að setja þvottinn á rúmið eða henda einhverju dóti þangað inn, þá skaltu endilega láta það fljóta með.

Gangi þér ótrúlega vel og mundu að það er best að byrja sem fyrst. Því eitt skref í einu getur breytt miklu.

VERKEFNI
Svefnherbergið sem griðastaður

1. _____

2. _____

3. _____

4. _____

5. _____

6. _____

7. _____

8. _____

9. _____

10. _____

3

ÁHRIF SVEFNS Á ANDLEGA LÍÐAN

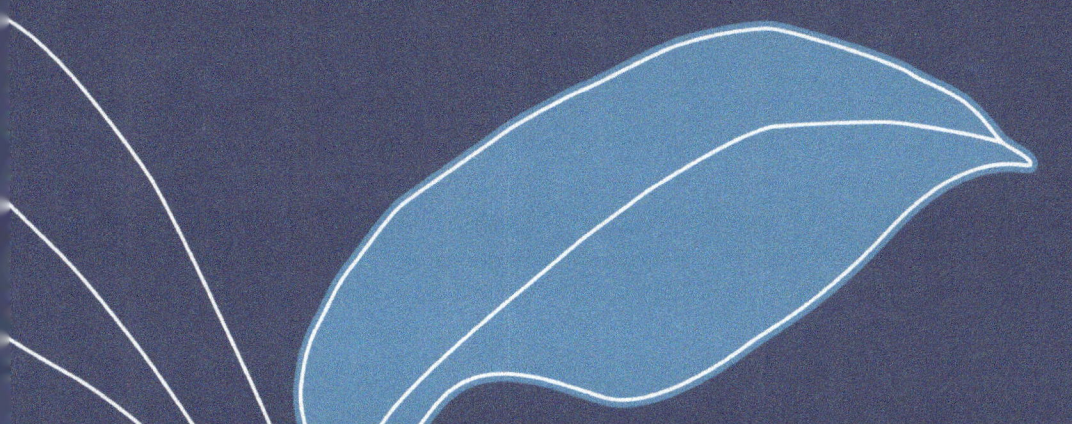

ÁHRIF SVEFNS Á ANDLEGA LÍÐAN

Svefninn hefur gífurleg áhrif á heilsuna okkar. Ef við sofum vel og eigum góða nótt þá líður okkur oft mun betur þegar við vöknum. Svefntruflanir geta aukist með aldrinum. Ástæðurnar geta verið ýmsar t.d. áhyggjur, álag, verkir, sjúkdómar, áfengi, aukaverkanir lyfja, lyf, vaktavinna eða það að maður sé með lítil börn á heimilinu sem vakna á nóttunni.

Ég heyrði eitt sinn sögu af móður sem hafði það að vana að spyrja börnin sín þriggja spurninga ef þau voru eitthvað ómöguleg og kvartandi.

Hún spurði:
1. Ertu búin að borða?
2. Ertu búin að kúka?
3. Ertu búin að sofa?

Við vitum að þessi þrjú atriði hafa mikil áhrif á heilsuna okkar. Matur skiptir miklu máli. Hægðirnar skipta líka miklu máli enda er farið að tala um þarmaflóruna sem okkar *annan* heila.

Svefninn hefur líka mikil áhrif. Við horfum oft á þreytu sem merki um að okkur vanti orku en ekki svefn og notum kannski einhverskonar örvandi efni til að halda okkur vakandi. Kaffi, sykur, orkudrykki og þess háttar. Á meðan örstuttur blundur myndi kannski gera sama gagn.

Rannsóknir hafa sýnt fram á að fólk sem sefur minna en sex tíma á nóttu hefur aukna tilhneigingu til að fá:

- Sýkingar
- Sykursýki
- Krabbamein
- Gigt
- Upplifa ójafnvægi í skapi
- Verða of þungt

Hversu mikinn svefn þarft þú á að halda til þess að þér líði vel?

- Hversu marga tíma af svefni þarftu til þess að vakna hress og með góða athygli?
- Hjálpar það þér að fara út fyrri hluta dags í dagsbirtuna? Talið er að þetta hækki gildi melatóníns í líkamanum og geri það að verkum að við sofum betur.
- Sefurðu betur ef þú sleppir því að drekka kaffi og áfengi?
- Sefurðu betur ef þú forðast birtuna sem kemur frá skjám á kvöldin?
- Sefurðu betur ef þú skapar rólegt umhverfi? Kveikir á kertum, hlustar á rólega tónlist?

Já, ég veit. Þetta eru mjög leiðandi spurningar en þær fá þig vonandi til þess að beina athyglinni að þeim atriðum sem gætu verið að hafa áhrif á þinn svefn.

Ég hef fundið það að mér líður best ef ég fæ svona sirka 7-8 tíma svefn. Þá vakna ég tilbúin í daginn og ég þarf ekki á vekjaraklukku að halda til að vekja mig að morgni. Ég sef ekki vel í birtu og þarf því að hafa myrkragluggatjöld til að sofa betur, sérstaklega á sumrin. Á sumrin er ég farin að draga fyrir gardínur á kvöldin og setja teppi fyrir til þess að hjálpa litlu strákunum mínum að átta sig á því að það er að koma kvöld. Síðan set ég róandi ilmolíu í ilmolíu lampann til þess að skapa róandi andrúmsloft.

Fyrir nokkrum árum þá heyrði ég það snilldarráð að betra væri fyrir líkaman okkar að sofa út réttu megin við sólarhringinn. Það þýðir það að ef þú vilt fá 8 tíma svefn þá er gott að fara að sofa kl. 22:00 og vakna kl. 06 :00 frekar en að fara að sofa á miðnætti og vakna kl. 08:99.

Maður vaknar ferskari þar sem talið er að maður nái dýpsta svefninum frá kl. 22-01 á nóttunni.

Sofðu nóg, það er *einfaldara líf*

Svefn er talinn hægja á öldrun þar sem ákveðin hormón fara af stað í svefni og gera við það sem þarf að laga. Gæði svefnsins skipta þar miklu máli. Heilinn vinnur og minnið er jafnað út bæði þegar maður sefur og þegar maður leggur sig. Ef maður sefur of lítið þá fara hormónin í ójafnvægi og líkaminn getur ekki fengið að vinna lagfæringar vinnuna sína og maður er líklegri til að safna magafitu. Ef þú sefur minna en 7 tíma þá seturðu ónæmiskerfið í hættu. Rannsóknir hafa sýnt að þeir sem sofa of lítið eiga á meiri hættu að fá kvef og allskyns heilsufarsvandamál.

Svefn er eins og sjampó fyrir heilann! Á meðan við sofum þá á sér stað nokkurs konar hreinsunaraðgerð í heilanum. Í svefni losar heilinn sig við alls kyns efni sem geta haft skaðleg áhrif á hann ef þau fá ekki tækifæri til að hreinsast út.

Sumir halda að þeir geti unnið upp svefninn um helgar en samkvæmt rannsóknum þá virkar það ekki þannig. Það er betra að halda jafnvægi á svefninum alla vikuna frekar en að sofa stutt virka daga og sofa svo út um helgar. Bæði of lítill svefn og of mikill svefn getur verið skaðlegur heilsunni.

Ein stærsta svefnrannsókn sem gerð hefur verið var framkvæmd á 1.1 milljón manns. Þar af voru 646.095 konur á aldrinum 30 - 102. ára. Rannsóknin náði yfir fjögurra ára tímabil og leiddi í ljós að jafnvægi í svefni er það sem skiptir mestu máli. Í þessari rannsókn kom í ljós að bæði of lítill og of mikill svefn gat skaðað heilsuna. Í ljós kom að 7-8,5 tíma svefn er bestur. [1]

Ef þú hefur áhuga á að fara skoða á ítarlegri hátt hvaða mikilvæga hlutverki svefn gegnir í þínu lífi þá hvet ég þig til þess að lesa bókina *Þess vegna sofum við* eftir Matthew Walker.

Hvað getur þú gert til að bæta svefninn þinn?

- Ekki hafa raftæki inni í svefnherberginu. Ef þú verður að hafa raftæki inni hjá þér hafðu þau þá í sirka 1,5 metra fjarlægð frá þér í klukkustund áður en þú ferð að sofa.
- Reyndu þá að halda jöfnu hitastigi í herberginu. Talað er um að 18 gráður sé mjög fínt.

- Forðastu koffíndrykki eða haltu þeim í lágmarki. Ég finn að fyrir mig er fínt að drekka einn til tvo kaffibolla á dag og te þess á milli. Almennt er talað um að gott sé að drekka kaffi eða koffíndrykki fyrri hluta dags.
- Æfðu á morgnana, eða allavega fyrri hluta dags. Það getur haft áhrif á svefninn ef þú æfir seinna en það.
- Búðu til þægilegt svefnumhverfi. Þögn, myrkur, þægilegt og svalt.
- Ef þú sefur minna en 7 tíma eða ert þreytt/ur taktu þá blund í sirka 20 mínútur allavega einu sinni í þessari viku.
- Ef þú sefur meira en 8,5 tíma þá skaltu nota vekjaraklukku til að vekja þig.
- Reyndu að fá dagsbirtu í líkamann, sérstaklega fyrri hluta dags.
- Það er mjög notalegt að leggjast á æfingadýnu, alveg beinn, slaka á og draga djúpt inn andann nokkrum sinnum. Það gerir ótrúlega mikið.
- Farðu í rúmið fyrir 22 eða allavega 30 mínútum áður en þú ferð vanalega að sofa. Reyndu að fara að sofa á sama tíma sólarhringsins alla vikuna.
- Minnkaðu notkun stafrænna tækja fyrir svefninn.
- Dempaðu ljósin.
- Búðu til notalega svefnrútínu.

Þessum kafla fylgir verkefni sem tengist þinni svefnrútínu. Markmiðið er að þú áttir þig á því hvað þú getur gert til að bæta þína svefnrútínu. Síðan hvet ég þig til þess að setja þér tvö markmið í átt að betri rútínu og gera þitt besta til að nota restina af vikunni til að fylgja þeim eftir.

VERKEFNI
Svefn og áhrif hans

Hvað þarf ég að laga til að svefninn minn verði betri?

_____

_____

_____

_____

Markmið 1

_____

_____

_____

Markmið 2

_____

_____

_____

4

ELDHÚSIÐ
HJARTA HEIMILISINS

ELDHÚSIÐ
HJARTA HEIMILISINS

Í þessum kafla ætla ég að fjalla um eldhúsið. Eldhúsið er oft á tíðum hjarta heimilisins, þannig er það a.m.k. í mínu tilfelli. Eldhúsið er sá staður sem maður dvelur löngum stundum. Hvort sem maður er að elda, baka eða spjalla við fólkið sitt. Ég elska eldhúsið mitt. Það er ekki fullkomið og ég viðurkenni að það er alveg komin tími á eldhúsinnréttinguna sem er komin vel til ára sinna. Samt sem áður er eldhúsið þannig að ég nýt þess að vera þar. Ég elska að fara inn í eldhús og baka eða elda sem mér finnst líka mjög gaman, sérstaklega þegar ég elda girnilegan mat. Maturinn þarf að vera einfaldur því mér leiðist flókin eldamennska. Um leið og hann þarf að vera góður þarf hann að vera næringarríkur og hollur. Hvort sem manni líkar flókin eldamennska eða einföld þá skiptir gott eldhús máli og í því samhengi er mikilvægt að eldhúsið sé þannig byggt upp að einfalt sé að athafna sig í því.

Ég áttaði mig ekki á því áður hvað eldhús sem var yfirfullt af hlutum og dóti hafði lýjandi áhrif á mig. Eldhúsbekkir með fullt af eldhústækjum, áhöldum, kryddi, olíu og ýmsu öðru því sem oft fylgir eldhúsi. Eldhúsglugginn fullur af blómum og/eða skrauti. Nú hugsa ég til baka og átta mig á því hvað þetta var yfirþyrmandi eldhús. Það er mikilvægt að eldhús sé staður sem þú elskar að fara inn í. Eldhúsið sé staður sem vinnur með þér en ekki gegn þér. Það er svo gott að geta farið inn í eldhús og fundið strax það sem þú þarft að nota en þurfir ekki að leita í yfir fullum skápum og úti um allt.

Ef þú veist hvar allt er þá minnkar streitan. Vandamálið er að fólk á oft erfitt með að losa sig við hluti úr eldhúsinu, jafnvel hluti sem það notar lítið sem ekkert. Fyrirstaðan er yfirleitt hugsanir á borð við: *Ég prófa kannski einhverntíma nýja uppskrift og þarf þá á þessu að halda.* Ég og maðurinn minn fengum allskyns Kitchen aid aukahluti með hrærivélinni okkar þegar við giftum okkur. Ég losaði mig við aukahlutina fyrir fjórum árum þegar ég var búin að átta mig á því að ég hafði kannski notað þá 1-2 sinnum á 16 árum. Hversu oft er fólk ekki með svona hluti inni í eldhúsi? Hluti sem það notar sjaldan eða aldrei.

Ég elska að baka og finnst gott að elda góðan mat en hann þarf að vera einfaldur eins áður segir. Ég vil hafa eldhúsið opið svo hægt sé að vera þar og spjalla. Við brutum niður vegg á milli borðstofunnar og eldhússins þannig að hægt væri að vinna í eldhúsinu en samt spjalla við þá sem sátu við matarborðið. Hérna áður fyrr vorum við með borðstofuborð þar og eldhúsborð í eldhúsinu en við losuðum okkur við það þegar við áttuðum okkur á því hversu miklu rými við vorum að sóa. Skipulagið núna miðar að því að búa til meiri tengingu við fólkið okkar og þá sem heimsækja okkur.

Flestir eiga brauðrist. Flestir myndu segja að þeir þurfi á brauðrist að halda. Gallinn við brauðrist er að hún safnar mylsnu, verður kámug og skítug. Þó svo maður velji það að eiga brauðrist er gott að spyrja sig hvort hún þurfi að eiga pláss á eldhúsbekknum? Væri þess virði að þrífa hana og skella henni inn í skápinn undir eldhúsbekknum. Mjög góð leið er að geyma hana fyrir neðan þann stað sem þú stingur henni vanalega í samband. Við höfum valið að gera það. Brauðristin okkar er staðsett í skúffu í neðri hluta eldhúsinnréttingarinnar. Það er ekkert mál að kippa henni upp þegar við notum hana og skila henni svo aftur ofan í skúffuna þegar hún kólnar.

Þegar ég byrjaði að einfalda lífið þá áttaði ég mig á því að ég átti blandara og matvinnsluvél. Ég notað þetta tvennt mjög mikið en þetta voru tveir stórir hlutir sem tóku mikið pláss. Ég ákvað því að losa mig við þá, seldi það á einhvern smá pening og fékk svo eitt tæki sem sameinaði eiginleika beggja. Ég á Kitchen aid hrærivél. Hún er orðin 20 ára gömul en gengur enn mjög vel og ég nota hana oft. Af því að ég á hana þá þarf ég ekki að eiga handþeytara en ég á töfrasprota og ég nota hann mikið. Við áttum líka nokkrar gerðir af kaffivélum. Pressukönnu, og aðra könnu sem maður setti á eldavélina ásamt púðavél. Okkur fannst þetta vera óþarfi og losuðum okkur við þær allar nema eina sem fær að fljóta með í útilegur eftir að við fengum kaffivél að gjöf sem sameinaði þetta allt. Sú kaffivél gerir dásamlegt kaffi og því óþarfi að eiga margar. Þessi kaffivél fær að eiga sinn stað á eldhúsbekknum af því að okkur finnst hún falleg og við notum hana daglega. Einu tækin sem sitja á eldhúsbekknum okkar eru kaffivélin, teketillinn og Kitchen aid hrærivélin. Svo er ég með gott ílát sem geymir steikarspaða, sleif, sleikju og ausu. Ég þarf ekki að eiga tvennt af hverju. Það er óþarfi og ég losaði mig við það sem var auka.

Mixerinn/blandarinn minn situr svo í neðri skáp undir eldhúsbekknum, beint fyrir neðan þann stað sem ég set hann í samband og í skápnum beint fyrir ofan hann geymi ég það sem ég þarf til að skella í boozt. Það þarf nefnilega ekki að geyma allar þurrvörur á sama stað. Það má geyma hluti eftir *flokkum*. Í þeim sama skáp geymi ég kaffið, teið og það sem ég nota með því af því að kaffivélin er einmitt beint þar undir.

Hvernig er þitt eldhús? Hvar er best að geyma bökunarvörur? Nálægt ofninum og/eða hrærivélinni? Hvar er best að geyma allt fyrir boozt? Nálægt blandaranum? Hvar er best að geyma kaffið? Nálægt kaffivélinni kannski? Hvar er best að geyma bökunarformin? Sennilega nálægt stöðunum sem þú hrærir deigið.

Svo er það diskarnir, glösin og skálarnar. Hversu mikið þarftu að eiga af þeim? Við segjum okkur oft að við þurfum extra diska og glös. Býður þú fólki oft í mat? Hversu marga diska þarftu? Hvað með sparistell? Notar þú það oft? Langar þig að nota það oftar? Hvað stoppar þig? Myndi þig langa að nota það oftar? Af hverju gerir þú það ekki?

Nýverið fluttu mamma mín og stjúppabbi úr stóru húsi í frekar litla íbúð. Í þessu ferli seldu þau húsgögn, gáfu og losuðu sig við allskyns hluti. Í glerskáp í stofunni höfðu þau geymt fallegt sparistell sem góð vinkona mömmu gaf henni áður en hún lést. Þau notuðu hluta þess einstaka sinnum en við flutninginn ákváðu þau að nú myndu þau eingöngu nota það en losa sig við annað. Það fannst mér fallegt. Þannig minnast þau vinkonu mömmu minnar hvern einasta dag þegar þau nota stellið.

Hvað með glös og bolla? Safnar þú einhverju? Hversu mikið þarftu? Ég safna Múmínbollum eins og reyndar margir aðrir. Mér finnst þeir mjög sætir en ég þarf ekki að eiga allt safnið. Mér finnst hinsvegar gaman að eiga vel valda bolla, litríka og skemmtilega. Mér finnst gaman að velja mér bolla að morgni sem passar við það hvernig mér líður þann daginn eða hvaða verkefni eru framundan. Þegar ég drakk kaffibollann minn í morgun valdi ég ljósbláan múmínbolla með Múmínsnáða af því að blár er uppáhalds liturinn minn. Núna er ég að skrifa og þarf smá auka orku og valdi því rauðan bolla með Míu litlu. Þegar ég horfi á hann gefur hann mér drifkraft. Ég dett ekki í nein kósýheit heldur horfi á andlitið á henni sem segir *áfram*, þú getur þetta! Best af öllu er að eiga bolla sem þú elskar og finnst fallegur. Það er eins með glös. Áttu mikið af glösum? Þarftu að eiga þau öll? Ég losaði mig við ósamstæð glös, glös sem mér fannst óspennandi. Þar af leiðandi eigum við ekki allt of mikið af glösum. Eini gallinn er þegar börnin eru þyrst og taka nýtt glas í hvert skipti sem þau langar í vatn. Gott ráð við þessu er að hvert barn eigi sinn vatnsbolla til að drekka úr. Það er planið á okkar heimili en við erum ekki enn búin að finna glös sem henta í þetta verkefni. Helst myndi ég vilja að það væru álglös með mynd. Jafnvel Moomin. Það liggur ekkert á, en það verður ákveðin léttir þegar það er komin lausn á því.

Hversu mikið þarftu af áhöldum? Mæliskeiðum og desilítramálum? Ég baka mikið en á ekki mæliskeiðar og ekki desiítramál. Ég nota bara hnífapör og glas sem ég á sem er með mælingu á. Ég á einnig vigt sem mælir grömm og millilítra og nýtist því mjög vel þegar kemur að bakstri.

Hnífapörin, hvernig viltu hafa þau? Ef þau komast ekki öll vel ofan í hnífaparaskúffuna þá er gott að losa sig við eitthvað af þeim. Það er ekki spennandi að vera með yfirfulla hnífaparaskúffu. Oft leynist eitthvað í skúffunni sem á ekki að vera þar og því getur verið gott að fara reglulega í gegnum skúffuna og kanna málið.

Pottar, pönnur og bökunarvörur

Hvaða áhöld notar þú? Mér finnst best að hafa potta og pönnur nálægt eldavélinni. Ég er með potta, pönnur og eldföst mót í skáp við hliðina á eldavélinni. Svo er ég með bökunarformin í skáp sem er við hliðina á skápnum þar sem ég geymi bökunarvörur.

Ég þarf að eiga 3 grunnar ofnplötur fyrir vikulega pizzubaksturinn og eina djúpa ofnskúffu fyrir skúffukökubakstur.

Það getur verið afar gott að fara í gegnum kryddskápinn eða -skúffuna. Er eitthvað útrunnið? Eitthvað sem þú notar aldrei? Hvaða leið notar þú til að geyma kryddin? Það getur verið mjög gott að koma þeim vel fyrir ofan í skúffu eða í skáp. Ég mæli ekki með því að geyma þau á eldhúsbekknum.

Ég hvet þig líka til að hætta að nota eldhúsið sem *ruslageymslu*. Skella pósti, rusli, verkefna listum, heimanámi og öðru þangað inn. Hversu oft eru ekki smáhlutum s.s. pennum og öðru slíku skellt inn í eldhúsið eða í gluggann í eldhúsinu. Ekki setja pappíra ofan á örbylgjuofninn, ísskápin o.sfrv. Þar safna þeir bara ryki. Hvert einasta heimili hefur einhvern svona stað og oft áttar maður sig ekki á því að maður gerir þetta sjálfur fyrr en maður fer að fylgjast vel með því.

Það er gott að hafa þetta í huga þegar kemur að eldhúsinu. Setja sér þá reglu að nota eldhúsið sem allra minnst sem *ruslageymslu* eða heimili fyrir hluti sem eiga sér engan annan stað. Þetta eru einföld regla sem gott er að kenna öllum fjölskyldumeðlimum. Það er mikilvægt að muna að þetta er ekki regla sem er kennd einu sinni. Það þarf að minna á þetta aftur og aftur. Rútína og reglur eru fljótar að leysast upp ef það er ekki einhver sem leiðir fjölskylduna áfram og minnir á.

> # Hafðu lítið af hlutum á eldhúsbekknum,
> # það er *einfaldara líf*

Það er líka góð regla að passa vel upp á eldhúsgólfið. Sópa eða ryksuga það eftir mat og ganga strax frá. Ef á heimilinu er uppþvottavél þá er best að setja í hana jafn óðum og leyfa ekki uppvaski að safnast upp í vaskinum. Mér finnst best að setja uppþvottavélina í gang á kvöldin og taka úr henni á morgnana. Það er líka gott að kenna öllum sem búa á heimilinu að ganga frá eftir sig. Setja diskinn í vaskinn ef uppþvottavélin er í gangi en annars beint í uppþvottavélina ef óhreint er í henni. Börnin geta lært þetta snemma en það er líka mikilvægt að muna í þessu samhengi að þau eru fljót að gleyma. Við erum sífellt að minna börnin okkar á að ganga frá eftir sig, sérstaklega þau yngri. Fyrir nokkrum mánuðum færðum við morgunkornið í neðri skáp þar sem aðgengi er gott fyrir börnin. Í sama skáp geymum við brauð og snarl. Það er mikill kostur að börnin geti hjálpað sér sjálf. Við hliðina á þeim skáp geymum við skálar og glös og beint fyrir ofan hann er skúffa með hnífapörum. Einfalt og þægilegt fyrir okkur og börnin. Með því að gefa þeim tækifæri til að bjarga sér sjálf hafa komið upp aðstæður þar sem morgunkorn fer á gólfið og eldhúsbekkinn. Þá þarf að sópa eða ryksuga og ganga frá. Það kemur hægt og rólega og er algjörlega eðlilegt að það taki tíma að síast inn hjá þeim. Einn drengurinn minn kom heim eftir skóla í dag og fékk sér hádegismat. Hér á borðinu sem ég sit við liggur skál með afgangsmat í. Hann gleymdi að ganga frá eftir sig. Ég mun minna hann á þegar hann kemur heim. Þá mun hann setja afgangana í lífræna ruslið og setja skálina í uppþvottavélina. Mitt hlutverk sem foreldri er líka að kenna þeim. Ekki ætlast til að þau kunni allt strax.

Mér líður mun betur þegar ég kem inn í eldhúsið og þar er ekki drasl út um allt . Maður þarf alltaf að vera á verði og passa að það sé ekki að safnast upp dót sem ekki á að vera þar. Það er algeng tilhneiging að leggja hluti frá sér inn í eldhúsi. Staðreyndin er yfirleitt er sú að það tekur innan við 20 sekúndur að setja hlutinn beint á réttan stað. Jafnvel þó maður búi á tveimur hæðum.

Eftir lestur þessa kafla hvet ég þig til að fara í gegnum eldhúsið. Ég hvet þig til að horfa á eldhúsið þitt með því hugarfari að þú viljir einfalda svo að þeir hlutir sem þú notar með öðrum tækjum og tólum í eldhúsinu séu sem styðst hver frá öðrum. Mín hvatning til þín er sú að þú skoðir hvað má einfalda. Hvað þú getur losað þig við? Hvað má taka af eldhúsbekknum og koma fyrir inn í skáp eða skúffu?

Um leið og þú ferð að losa óþarfa úr skápunum á eftir að myndast meira pláss, ég lofa því. Þá muntu eiga auðveldara með að skipuleggja eldhúsið þitt, þannig að það verði einfalt og þægilegt. Það pláss sem losnar þarftu ekki að fylla aftur.

VERKEFNI

Hvað stendur helst upp úr eftir lestur þessa kafla?

_____

_____

_____

_____

Á skalanum 1-10. Hversu einfalt er eldhúsið mitt núna?

_____

Hvað ætla ég að byrja á að gera til að einfalda eldhúsið mitt?

_____

_____

_____

_____

5

GÓÐ NÆRING OG MIKILVÆGI HENNAR

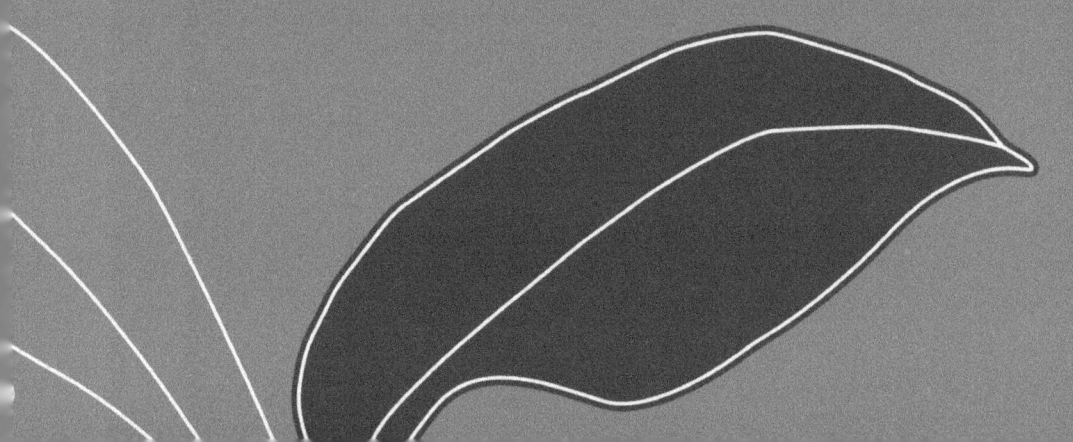

GÓÐ NÆRING OG MIKILVÆGI HENNAR

Ég vona að það gangi mjög vel hjá þér að einfalda eldhúsið. Það er svo góð tilfinning þegar eldhúsið er staður þar sem er auðvelt að athafna sig, hver hlutur á sinn stað og auðvelt er að ganga frá þeim.

Nú er komið að næsta skrefi hvað varðar eldhúsið. Flestir tengja eldhúsið við mat. Það er mjög algengt að það fyrsta sem fjölskyldumeðlimir á mínu heimili geri þegar þeir koma inn í eldhús sé að opna ísskápinn og athuga hvort þar sé eitthvað sem hægt er að narta í. Stundum fæ ég að heyra að það sé ekkert til þó svo ísskápurinn sé fullur af mat. Það sem það þýðir í raun og veru er að það er ekkert til sem börnin geta gripið auðveldlega í og borðað án eldunar. Mér líður vel þegar ísskápurinn er fullur af mat. Þó svo að aðrir fjölskyldumeðlimir kunni að sjá hann tóman. Ég veit að það verður auðvelt að skella í köku, elda kvöldmat, útbúa nesti og svo framvegis. Það þýðir líka að ég þarf ekki að versla á næstunni. Ég verð nefnilega að játa að mér finnst ekkert sérstaklega gaman að fara út í búð að versla mat. Mér finnst það frábær tilfinning þegar ég er búin að fara í búð að versla og maturinn er kominn heim.

Ég bý í bæjarfélagi sem hefur allar helstu keðjur matvöruverslana sem fyrirfinnast á Íslandi. Ég forðast að þurfa að fara í búð oftar en einu sinni í viku. Ef ég lendi í því að komast ekki til að gera heildar vikuinnkaup og þarf að skjótast í nokkrar styttri ferðir finn ég að það dregur af mér orku. Mér finnst best að versla fyrir vikuna á mánudögum. Mánudagar eru góðir til að fara í búð því þá er nýbúið að fylla á allt sem er ferskt, sem mér finnst dásamlegt. Stundum fæ ég ekki nógu gott grænmeti í einni matvöruverslun og fer þá í aðra. Á sumrin reynum við að rækta okkar eigið salat þannig að þá breytast innkaupin örlítið. Í sumar fengum við þá bestu grænmetisuppskeru sem við höfum fengið. Maðurinn minn smíðaði dásamlegan grænmetiskassa. Kassinn er ekki alveg við jörðu og hægt að vinna standandi við hann. Úr varð hin mesta grænmetisræktun og við njótum enn góðs af henni nú þegar ég skrifa þennan kafla í september. Yfir sumartímann dettur ýmislegt úr rútínu hjá mér. Innkaupin í sumar hafa verið minni í einu og ég hef nýtt tækifærið og þjálfað unglingana til að versla fyrir mig. Nú er þó allt að detta aftur í rútínu eftir sumarið og það er mjög góð tilfinning þegar nóg er til af mat í ísskápnum og frystinum svo auðvelt er að skipuleggja og undirbúa vikuna.

Ég tek tarnir í að skipuleggja matarinnkaup. Stundum er ég með það niðurnjörvað hvað á að vera í matinn hvaða dag. Stundum kaupi ég inn þannig að ég veit að ég á það sem þarf í nokkrar kvöldmáltíðir. Ég nota forrit sem heitir Keep og hef þar innkaupalista og matseðil. Hægt er að haka við það sem búið er að kaupa og svo er auðvelt að bæta því aftur inn á listann þegar ég fer viku seinna og bæta inn á hann.

Við verslum yfirleitt kjöt beint frá býli og eigum því oftast kjöt í frystinum. Við erum búin að minnka kjötneyslu mjög mikið þannig að við borðum ekki rautt kjöt oft í viku. Það gengur því mun hægar á kjötið en áður. Ég finn það að ef ég borða nautakjöt þá verð ég rosalega þreytt daginn eftir. Ég spurðist fyrir um þetta og í ljós kom að það er ástæða fyrir því. Nautakjöt er fremur þungmelt og því fer mikil orka frá líkamanum í að melta það. Folaldakjöt fer hinsvegar allt öðruvísi í mig þar sem það er auðmeltara og mér líður mun betur af því. Þetta er sérstakt en það er víst mikið til í orðum Lucretiusar sem sagði *eins manns matur er annars manns eitur*. Reyndin er sú er ekkert eitt mataræði hentar öllum. Það sem hentar mér, þarf ekki að henta þér. Eftir nám mitt í heilsumarkþjálfun áttaði ég mig á því hversu mikilvægt það er fyrir okkur öll að læra að hlusta á líkaman. Hann sendir okkur skilaboð á hverjum einasta degi og það er okkar að hlusta. Börn eru oft góð í að hlusta á líkama sinn og átta sig á því að sumar fæðutegundir fara verr í þau en önnur. Fljótlega eftir að sonur minn sem er með mjólkuróþol fór að tala sagði hann að hann fengi alltaf illt í ennið ef hann borðaði rjóma. Seinna meir áttuðum við okkur á því að þessi verkur sem hann lýsti var höfuðverkur. Tíminn leið og síðar kom í ljós að barnið var með mjólkuróþol. Líkaminn sendi honum skilaboð. Hann hlustaði en við vorum lengi að tengja. Í dag er ég meðvitað að hvetja börnin mín til að hlusta á líkama sinn og reyni að gera það sjálf.

Hlustaðu á líkamann, það er *einfaldara líf*

Við reynum að hafa fisk reglulega, kjúkling og mat sem fer vel í okkur. Föstudagar eru alltaf eins en þá höfum við alltaf heimabakaða spelt pizzu. Mér finnst reyndar skrítið að skrifa þetta í eintölu þar sem ég baka oftast átta pizzur þessa mánuðina. Ég geri yfirleitt nægilega mikið magn til þess að það sé til afgangur daginn eftir. Þá þarf ég ekki að elda á laugardögum. Eins og áður sagði er á heimilinu barn með mjólkuróþol svo við höfum þurft að aðlaga matarinnkaup og mataræði að því. Það lærist ótrúlega fljótt.

Nú hvet ég þig til að gera matseðill fyrir næstu viku.
Því næst skaltu gera innkaupalista. Ekki byrja samt fyrr en þú ert búin að lesa allan kaflann.

Eins og ég kom örlítið inn á hér á undan þá er ég á þeirri skoðun að ekkert eitt mataræði henti öllum og við þurfum því öll að finna hvað það er sem hentar okkar líkama best. Einu sinni var ég í heimavistarskóla í Englandi í eitt ár. Í skólanum voru hjón frá Taílandi. Maðurinn átti mjög erfitt með breska matinn (sem var reyndar ekkert sérstaklega bragðgóður í mötuneyti skólans) en hann samanstóð m.a. af hafragraut, hvítu brauði, te, kjöti, fisk og kartöflum en allt var þetta fremur bragðlaust og lítið notað af kryddum. Maðurinn frá Taílandi var endalaust með verki og óþægindi í maganum. Til þess að leysa þetta vandamál fékk konan hans að fara einu sinni í viku til kunningjahjóna þeirra í næsta bæ til að elda taílenskan mat fyrir vikuna. Matinn hitaði hún svo í örbylgjuofni fyrir manninn sinn og hann lagaðist fljótlega í maganum við það.

Hann þoldi ekki enska matinn af því að líkami hans var vanur öðru. Þannig er þetta svo oft. Líkaminn okkar gefur okkur allskonar skilaboð en við hlustum oft ekki á hann. Við getum fengið allskonar verki en tengjum þá kannski ekki við mataræði okkar. Þegar drengurinn okkar sem ég skrifaði um hér á undan fæddist gerðist merkilegur hlutur. Ég gat ekki borðað rjóma í marga mánuði. Kannski var það líkami minn að láta mig vita að barnið þyldi ekki rjóma og því hafði hann ekki áhrif á brjóstamjólkina. Seinna meir kom í ljós að hann var með mikið mjólkuróþol. Verkurinn breyttist úr því að vera í enninu yfir í að vera í maganum. Í dag borðar hann engar mjólkurvörur og líður mjög vel í líkamanum. Maðurinn minn á það til að fá mígrenisköst. Fyrir rúmu ári síðan tókum við þrjár vikur þar sem við fórum í svokallaða *hreinsun*. Við tókum út allt glúten, sykur, mjólkurvörur og ýmsar aðrar matvörur sem geta haft bólgumyndandi áhrif í líkamanum. Þremur vikum seinna bættu við svo einni fæðutegund inn á sólarhring og hlustuðum vel á líkamann og fylgdumst með hvaða áhrif fæðan hefði. Maðurinn minn áttaði sig á því að ef hann borðaði mikið af mjólkurvörum fékk hann höfuðverk sem hann átti erfitt með að losna við. Ég hafði sjálf verið búin að minnka verulega magn mjólkurvara í mínu fæði þar sem ég fæ aukna slímmyndun og bjúg ef ég borða mikið af mjólkurvörum. Það sem er merkilegt við þetta er að ég og maðurinn minn erum bæði í A blóðflokki sem er talin vera sá blóðflokkur sem þolir verst mjólkurvörur. Ef þú hefur áhuga á fræðast frekar um Blóðflokkamataræðið hvet ég þig til að lesa bókina *Rétt mataræði fyrir þinn blóðflokk* eftir Dr. Petar D´Adamo.

Hann segir m.a. Tilgangurinn með blóðflokkarmataræðinu er ekki að vekja ótta um að ekki megi víkja út af mataræðinu. Það er klassísk kúrhugsun. Blóðflokkamataræðið byggist á vali sem stuðlar að meiri samstillingu milli erfðafræðilegra hneigða þinn, mataræðis og heilsuræktar. Þeir sem eru almennt hraustir geta verið sveigjanlegir annað slagið þegar svo ber undir.[2]

Ég hvet þig eindregið til þess að taka tíma til að hreinsa til í mataræðinu þínu. Það er mun heilbrigðara en að fara á matarkúr sem er yfirleitt tímabundin lausn sem gefur sjaldnast varanlegan árangur.

Látið fæðuna vera lyf ykkar og lyf ykkar vera fæðuna.
—Hippókrates

Ég mæli með því að þú lesir bókina *Betra líf* eftir Guðrúnu Bergmann ef þú vilt skoða mataræðið betur. Þú getur einnig sótt námskeiðið *Hreint mataræði* sem hún heldur reglulega. Hún er algjör viskubrunnur þegar kemur að næringarríku og góðu mataræði.

Eitt það mikilvægasta sem við getum gert til að næra líkama okkar er að byggja upp góða gerlaflóru í þörmunum. Það getur þú gert með því að taka góða góðgerla, til dæmis accidophilus eða multidopchilus. Einnig er hægt að drekka Kombucha drykkinn einstaka sinnum. Við hjónin drekkum Kombucha mjög oft með föstudagspizzunni. Kombucha er talinn efla meltinguna og er ákaflega ljúfengur drykkur. Best er að borða mat sem er framleiddur frá grunni. Forðast unnin mat eins og hægt er t.d. unnar kjötvörur, skyndibitamat, gosdrykki og já, það á líka við um gosdrykki með gervisætu, hvítan sykur og þess háttar. Þegar við verslum mat er gott að hafa það í huga að matvaran sem við erum að kaupa innihaldi ekki fleiri en 6-10 innihaldsefni. Oft eru þvílíkar langlokur í innihaldslýsingu og maður skilur ekki helminginn af því sem þar er talið upp. Eftir að við fórum að fjarlægja allar mjólkurvörur úr mataræði drengsins okkar áttaði ég mig á því að það er mjólk í ótrúlegustu matvörum. Vinir okkar hafa til að mynda orðið mjög hissa þegar ég hef sagt þeim að það sé mjólk í sumu pepperoni. Það er því mikilvægt að vera upplýstur neytandi og vera vakandi yfir því sem er í matnum sem við setjum ofan í okkur og fjölskyldu okkar.

Það er gott að reyna að borða grænt grænmeti 2x á dag. Góð regla er að borða grænmeti eftir árstíðum. Til að mynda er mikil uppskera af grænkáli að koma í búðir á þeim tíma sem ég rita þennan kafla.

Grænkál er stútfullt af allskyns orku og frábært hrátt, eða ofnbakað með örlítilli olífuolíu og himalaya eða sjávarsalti. Þegar íslenskt grænmeti er í sölu þá reyni ég að kaupa það, það er auðvelt að fylgjast með því í búðum. Til dæmis er mikið í boði af rauðkáli og hvítkáli á haustin.

Grænmeti er gott að setja í boozt eða nota með hvers kyns mat. Ég sker oft niður gúrkur, gulrætur eða tómata og set í skál. Nýjastasta uppgötvunin hjá okkur sem eru sykurbaunir, þær eru dásamlegar. Mín hvatning til þín er að velja lífrænt eða íslenskt eins oft og kostur er. Það getur verið mun meira af andoxunarefnum í lífrænu grænmeti en ólífrænu.

Það er líka mjög mikilvægt að drekka nóg vatn. Ég veit ekki með þig en ég er ekki alltaf nógu dugleg að drekka vatn. Ef ég er með vatnsbrúsa nálægt mér þá er ég mjög dugleg, annars ekki. Fyrsta merki um ofþornun er oft þurrkur í hálsi. Margir fá sér þó frekar að borða en að drekka þegar þeir upplifa þetta. Ef þú átt erfitt með vatnsdrykkju væri kannski sniðugt fyrir þig að hlaða niður appi í símann þinn til að minna þig á að drekka. Það eru mjög mörg öpp til. Þessa dagana er ég með stórt glas við hliðina á eldhúsvaskinum. Þetta glas minnir mig á að drekka vatn. Markmiðið er að drekka fjögur stór glös á dag. Þá er ég búin að drekka 2,4 lítra yfir daginn.

Það er rosalega gott að borða hollar fitur og nota góðar olíur. Hollar fitur má t.d. finna í hnetum, chiafræjum, hörfræjum og laxi. Það er mjög mikilvægt að forðast unnar olíur eins og t.d. rapsolíu, sólblómaolíu og allar unnar grænmetisolíur. Ástæðan er sú að þær eru ríkar af Omega 6 sem er bólguvaldandi í líkama okkar. Best er að nota hreina olífuolíu, kókosolíu eða avacadoolíu. Eins er gott að fá sér MCT olíu sem er er kókosolía í fljótandi formi. Hana má t.d setja út í kaffibollann sinn að morgni.

Ég hvet þig til að fá þér gott te daglega. Dæmi um gæðate sem seld eru hér á landi eru t.d. Pukka, Yogi og Clipper. Ég finn það með sjálfa mig að ég sæki í te þegar byrjar að hausta og drekk mikið te yfir veturinn. Mér finnst yndislegt að fá mér góðan tebolla eftir kvöldmat. Það er róandi og hitar líkamann í kuldatíð.

Best er að borða ekki 3 tímum áður en þú ferð að sofa. Góð regla er að

> **Borðaðu heima, það er *einfaldara líf***

borða 12 tíma á dag og fasta 12 tíma á dag. Líkaminn þarf nefnilega 8 tíma til að melta matinn og fjóra tíma til að losa sig við eiturefni sem geta komið frá umhverfinu, aukaefnum í mat, hreinsivörum og öðru sem er í kringum okkur.

Það getur verið mjög gott fyrir heilsuna að fasta. Það eru til mismunandi tegundir af föstum og það er misjafnt hvað hentar fólki. Það er þó góð regla að fasta alltaf í 12 tíma og auka það smám saman. Ég fasta sjálf yfirleitt einn sólahring í viku. Þann sólarhring drekk ég vatn og oft drekk ég líka kaffibollann minn að morgni. Sumir taka lotuföstur sem þýðir að þau fasta í 14-16 klst. á sólarhring. Það þýðir að ef þú borðar t.d kvöldmat kl. 18 á mánudegi þá myndir þú borða aftur kl. 10 ef þú fastar í 16 tíma eða kl. 12 á hádegi ef þú fastar í 18 tíma. Föstur gefa líkamanum tækifæri til að losa sig við eiturefni og gefur okkur sjálfum tækifæri til að taka hugann frá mat og gefa okkur jafnvel tíma til þess að næra okkur andlega í stað þess að næra okkur líkamlega þann tíma sem við erum að fasta.

Hverju er hægt að skipta út til að maturinn verði næringarríkari og hollari.

Hér eru nokkur dæmi:

Hrísgrjón	Hýðishrísgrjón eða villt hrísgrjón.
Pasta	Heilhveiti, speltpasta, baunapasta eða eggjanúðlur.
Mjólk	Möndlumjólk, kókosmjólk, haframjólk eða hnetumjólk.
Sykur	Kókospálmasykur, hrásykur eða þurrkaðir ávextir.
Hveiti	Spelt, möndlumjöl eða kókoshveiti
Súkkulaði	70%/ 85% súkkulaði eða jafnvel 90% fyrir þá sem þora. Einnig er hægt eða búa til sitt eigið súkkulaði úr kakó. Sjá heimasíðuna www.heilsumamman.com.
Örbylgjupopp	Poppa sjálfur og skella út það sjávarsalti og næringargeri sem er stúfullt af allskonar hollustu.
Pizza	Sleppa kjötvörum með löngum innihaldslýsingum. Búa til sinn eigin pizzabotn með spelti og vínsteinslyftidufti í stað hveitis og ger eða jafnvel úr kínóamjöli og hrísgrjónamjöli ef þú vilt hafa hann glúteinlausan.

Þetta eru bara nokkur dæmi um það sem hægt er að gera til þess að gera mataræðið örlítið hollara.

Fólk getur haft óþol fyrir hveiti án þess að um glúteinóþol sé að ræða. Talið er að margir sem þola illa hveiti þoli frekar spelt ef þeir eru ekki með glúteinóþol. Þetta er vegna þess að hveitiplantan hefur breyst mikið í gegnum árþúsundin vegna kynbóta og erfðabreytinga. Nútímahveiti ýtir þess vegna undir bólgusjúkdóma eins og gigt og bólgur í þörmum. Einkenni hveitióþols geta verið bólumyndun, niðurgangur, slappleiki, astmi, útbrot og verkir í liðum. Margir eins og t.d. ég aðhyllast spelt vegna þess að það hefur ekki verið kynbætt eins og hveiti.[3]

Þetta eru bara nokkur dæmi um það sem hægt er að gera til þess að gera mataræðið örlítið hollara.

Síðan er gott að hafa í huga svokallaða 80/20 reglu. Hún felur það í sér að ef þú borðar hreint mataræði að mestu (80%) þá er allt í lagi að fá sér eitthvað annað stöku sinnum t.d. þegar þú ert boðin í veislu eða ferð út að borða (20%).

Líkaminn okkar er frábær! Hann er snillingur í að láta okkur vita þegar við nærum hann vel og með réttum mat. Ég kalla þennan rétta mat oft á tíðum rétt bensín. Þegar við setjum rétt bensín á líkama okkar þá virkar hann betur. Við höfum meiri orku og okkur líður almennt betur. Ef við setjum bensín á dísel bíl skiptir máli að uppgötva mistökin fljótt. Séum við til dæmis einungis búin að dæla tveimur til sex lítrum á 60 lítra tank getum við sloppið frá miklum vandræðum með því að fylla tankinn með rétta eldsneytinu. Ef við náum því þá er lítil hætta á skemmdum. Þetta er svipað með 80/20 % regluna. Ef við pössum upp á að næra okkur að mestu vel þá hefur einstaka hliðarspor lítil sem engin áhrif.

Hér er uppskrift af einföldum og hollum pizzabotni.

Föstudagspizzan:
4,5 dl vatn
3 tsk vínsteinslyftiduft
2 msk ólífuolía
Hnífsoddur af Himalaja salti
Gróft/fínt spelt eftir þörfum.
Oregano eða annað pizzakrydd eftir smekk.

Aðferð:
1. Hitið ofninn í 180° ef þetta er blástursofn.
2. Setjið bökunarpappír á þrjár ofnplötur.
3. Blandið saman vatni, salti, olíu og vínsteinslyftidufti.
4. Blandið speltinu saman við og hrærið með matskeið eða sleif.
5. Blandið öllu saman þannig að úr verði góð deigkúla. Deigið á ekki að vera blautt en ekki of þurrt heldur. Ef það er of þurrt þá er gott að bæta smá vatni út í.
6. Stráið spelti á borðið, hnoðið deigið aðeins. Skiptið upp í þrjár kúlu. Hnoðið hverja kúlu fyrir sig og notið svo kökukefli til að fletja hverja kúlu út.
7. Þegar búið er að fletja deigið út á það að passa á venjulega stærð af ofnplötu. Hægt er að hafa það minna ef þú vilt að botninn sé þykkari.
8. Smyrjið með góðri tómatsósu eða pizzasósu.
9. Setjið ost á pizzuna og því næst álegg eftir smekk.
10. Bakið með álegginu við 180° í sirka 10-15 mínútur eða þangað til osturinn er orðin bráðinn.

11. Pizzan er góð ein og sér en sérstaklega góð ef hún er borin fram með klettasalati og heimagerðri hvítlauksolíu og Kombucha á kantinum.

Verkefnið þitt núna er að gera matseðil fyrir næstu viku. Skrifa svoniður hvað þú vilt bæta við mataræðið þitt sem er hollt, hvað þú vilt taka út og gera svo innkaupalista. Þú gætir þess vegna prófað að gera aðeins hollari pizzabotn.

Flestum okkar var kennt að nota hreinsaðar olíur (grænmetisolíur) á unga aldri. Því miður hefur þetta leitt til sprengingar í aukningu á hjartasjúkdómum, sykursýki af tegund 2, offitu og krabbameina.
—*Dr. Mark Hyman, læknir og höfundur ótal bóka um heilsumál*

VERKEFNI
Matseðill

Mánudagur:
_____

Þriðjudagur:
_____

Miðvikudagur:
_____

Fimmtudagur:
_____

Föstudagur:
_____

Laugardagur:
_____

Sunnudagur:
_____

Hollur matur sem ég ætla að prófa:	Óhollur matur sem ég ætla að sleppa:
_____	_____
_____	_____
_____	_____
_____	_____

Innkaupalisti

_____   _____
_____   _____
_____   _____
_____   _____
_____   _____
_____   _____
_____   _____
_____   _____
_____   _____
_____   _____
_____   _____
_____   _____
_____   _____
_____   _____

Ég nota forritið keep sem hægt er að nota í snjallsíma og tölvu. Þar er hægt að búa til sinn eigin innkaupalista og matseðil. Einnig er hægt að merkja við og bæta við eftir því sem þarf. Þú getur skoðað það á Keep.google.com

6

GÆÐASTUNDIR OG FÉLAGSLEG TENGSL

GÆÐASTUNDIR OG FÉLAGSLEG TENGSL

Hvernig gengur með eldhúsið? Ef þú ert ekki búin að gefa þér tíma til að fara í gegnum það, einfalda og skoða hvað má betrumbæta án þess að gera endilega stórtækar breytingar þá mæli ég með því að þú leggir bókina frá þér núna. Þessi bók verður þér svo mikið gagnlegri ef þú gerir verkefnin í hverjum kafla. Þú ert að vísu lengur að fara í gegnum bókina en bókin snýst um það eitt að hjálpa þér að einfalda líf þitt til. Hver var aftur ástæðan fyrir því að þú vildir hefja þessa vegferð? Rifjum aðeins upp!

Mín yfirlýsing: Dags _____

Ég vil lifa einfaldara lífi til þess

_____

_____

> **Einfaldara líf snýst um að fjarlægja það sem þú þarft ekki á að halda. Losa sig við það sem þú átt áður en það eignast þig. Einfaldara líf er að geta sagt já á réttum tíma en líka að geta sagt nei þegar það á við.**

Í nútímaþjóðfélagi er oft mikill hraði. Mörgu þarf að sinna. Algengt er að báðir foreldrar séu útivinnandi og hafi mörgum skyldum að gegna. Auk fjölskyldu og vinnu eru það svo áhugamálin, vinirnir, félagsmál og jafnvel aldraðir foreldrar sem þarf að huga að. Lífsgæðakapphlaupið er oft mikið og samanburðurinn mikill. Samfélagsmiðlar hafa mikil áhrif hvað þetta varðar og upplifir fólk oft að það sé að missa af einhverju ef það heldur ekki í við það nýjasta á hinum ýmsu sviðum.

Mér finnst oft gott að lýsa því þannig að við séum eins eins og farsími. Eftir því sem við gefum meira af okkur því meira tæmist rafhlaðan okkar. Eftir því sem fleiri hlutir eru í gangi í lífi okkar því fyrr tæmist rafhlaðan. Sumir hlutir taka meiri hleðslu af okkur en aðrir, rétt eins og sum öpp taka meiri hleðslu af símanum okkar en önnur. Það er því mikilvægt fyrir okkur að fá hleðslu eða stinga okkur reglulega í samband til að geta haldið áfram að vinna *eðlilega* svo ég haldi nú áfram að nýta myndmálið. Það er líka mikilvægt fyrir okkur að gera okkur grein fyrir því hvað það er sem tekur meiri hleðslu af okkur. Hérna áður fyrr fékk ég stundum eftirfarandi tilkynningu á símann minn *this app that is draining your battery* eða *þetta app er að tæma rafhlöðuna hratt*. Það væri mjög þægilegt ef við fengjum svona skriflega viðvörun í okkar lífi í hvert skipti sem aðstæður eða jafnvel fólk dregur af okkur hleðslu. Þannig er það þó því miður ekki. Hinsvegar sendir líkaminn okkur viðvaranir sem við þurfum að læra að hlusta á og þekkja. Þessar viðvaranir geta komið fram í streitu, höfuðverk og öðrum líkamlegum einkennum sem segja okkur að eitthvað sé ekki í lagi og að mikilvægt sé fyrir okkur að að hlusta og bregðast við.

Símar eru samt auðvitað einfaldir í notkun. Það eina sem þarf að gera er að stinga þeim í hleðslu og þeir hlaða sig svo lengi sem við höfum rétt hleðslutæki og því sé stungið í samband við rafmagn.

> **Passaðu upp á hleðsluna, það er *einfaldara líf***

Við mannfólkið erum ekki eins einföld. Það er ekki einhver ein leið sem er rétt fyrir alla hvað hleðslu varðar. Því er mikilvægt að spyrja sjálfan sig hvað það er sem hleður mann og hvað tæmir.

Ég á t.d erfitt með að vera innan um margt fólk í mjög langan tíma en það getur hlaðið rafhlöðurnar mínar að spjalla í góðra vina hópi.

Þegar ég var í námi mínu sem heilsumarkþjálfi hlustaði ég á fyrirlestur með manni sem heitir Dan Buettner. Dan Buettner er landkönnuður og blaðamaður fyrir *National Geographic* og *New York Times* ásamt því að vera rithöfundur. Eftir marga ára vinnu hefur hann ásamt fleirum uppgötvað nokkra staði í heiminum sem kölluð eru Blue zones eða Blá svæði. Þetta eru svæði í heiminum þar sem fólk lifir mjög lengi. Það lifir ekki bara lengi heldur lifir það vel og lengi. Það sem átt er við með því er að það hefur góða heilsu lengi. Fyrir nokkru voru gerðir íslenskir heimildaþættir um langlífi sem kallast *Lifum lengur*. Þar leitar Helga Arnardóttir út fyrir landsteinana og heimsækir meðal annars langlífustu svæði heims (Blá svæði). Þessi svæði eru á nokkrum ólíkum svæðum í heiminum.

Fyrrgreindar rannsóknir hafa sýnt að það eru níu atriði sem einkenna lífsstíl þessara hópa.

1. **Það hreyfir sig:** Við erum ekki að tala um kraftlyftingar og maraþon heldur styður lífsstíll þeirra hreyfingu t.d. með því að ganga mikið. Það eru ekki háð tækjum og vélum heldur notar líkama sinn til vinnu t.d með því að rækta garða ofl.
2. **Það hefur tilgang:** Það hefur eitthvað að stefna að og hefur ástæðu til að vakna á morgnana.
3. **Það dregur sig í hlé (afstresssar sig):** T.d með bæn, með því að virða hvíldardag og leggja sig, jafnvel á miðjum degi.
4. **Það heldur 80% regluna:** Þau hætta að borða áður en þau verða pakksödd og borða minna eftir því sem líður á daginn.
5. **Það borðar plöntumiðaða fæðu:** Kjöt einstaka sinnum.
6. **Það tilheyrir trúarsamfélagi:** Samkvæmt rannsókninni getur það að sækja trúarsamfélag 4x í mánuði lengt lífið að meðaltali um 4-14 ár.
7. **Það drekkur vel valið vín í hófi:** Það drekkur vín í hópi vina eða með mat og drekkur sig ekki drukkið. (Aðventistar í Loma Linda eru undantekning frá þessari reglu).
8. **Það setur fjölskylduna í fyrirrúm:** Það sinnir maka sínum, börnum og ættingjum vel. Börn umgangast eldra fólk og eldra fólk umgengst börn.
9. **Það á nána vini:** Vini sem það getur opnað hjarta sitt fyrir og hittir þá reglulega.

Þetta eru allt atriði sem gott er að hafa í huga þegar við finnum út leiðir til þess að hlaða okkur andlega og líkamlega. Í þessum kafla ætlum við að einblína á gæðastundir.

Við ætlum að fjalla um mikilvægi gæðastunda og mikilvægi þess að hafa fólk í lífi okkar sem við getum treyst.

Hvað eru gæðastundir í þínu lífi?

Gæðastundir fyrir þig líta kannski öðruvísi út fyrir þig en mig. Mér finnst t.d rosalega notalegt að setjast niður, borða og spjalla í góðum félagsskap. Ég þekki hinsvegar einstaklinga sem spá lítið í því hvernig matur bragðast eða samfélaginu sem getur myndast í kringum þá athöfn *að borða saman*. Matur er fyrir þeim bara matur og það fyllir ekki á hleðsluna þeirra að borða. Mér finnst mjög gaman að ferðast með alla fjölskylduna, jafnvel þó að það sé talsverð vinna. Einn vinur okkar sem á líka mörg börn hristir hausinn og spyr *hvernig nennið þið þessu?* Hann fyllir á sína hleðslu með því að vera heima hjá sér, fara helst ekki neitt eftir vinnu, fara í ræktina með bróður sínum og horfa á enska boltann. Fyrir mig væri það að setjast niður og horfa á enska boltann leið til þess að draga verulega af mér hleðslu.

Það eru ekki allir sammála um hvað eru gæðastundir. Meira að segja ekki innan fjölskyldna. Því er mikilvægt að finna einhvern sameiginlegan flöt, eitthvað sem fjölskyldan nýtur þess að gera saman. Við njótum þess að ferðast saman. Við njótum þess að hafa pizzakvöld. Ég á stundum gæðastundir með drengjunum mínum þegar ég fer með þá á bókasafnið eða þegar við förum út að hjóla. Ég á líka gæðastundir með dóttur minni þar sem við t.d. bökum eitthvað gott, setjumst svo niður og spjöllum. Eftir því sem hún eldist verður hún upptaknari og því þurfum við að grípa gæsina þegar hún gefst t.d. með því að stoppa á Ísey Skyrbar í Reykjavíkurferð og spjalla á meðan við borðum eða horfa á góðan þátt saman og borða ís.

Gæðastundir eru ekki alltaf skipulagðar. Stundum felast þær í því að grípa augnablikið. Að setjast niður og leika við börnin, leggja vinnuna frá sér, spjalla og að gefa sér tíma. Í morgun átti ég eina slíka gæðastund með syni mínum. Eldri börnin voru farin í skólann og við sátum við eldhúsborðið og spiluðum spil á meðan hann drakk morgunbústið sitt og ég kaffibollann. Þetta var yndisleg stund sem hefur gefið mér gleði að hugsa um í allan dag.

Svo er það þetta með samskiptin við fólkið í lífi okkar. Ef þú átt maka þá er mjög mikilvægt að þið sinnið sambandinu ykkar. Gefið hvort öðru tíma. Í Bandaríkjunum er algengt að fara á *date night*. Jafnvel í hverri viku. Það er frábært ef fólk á þann möguleika. Þó svo að aðstæður séu þannig að ekki sé hægt að taka frá tíma til að gera eitthvað tvö saman í hverri viku þá er hægt að fara í göngutúr, fara út að borða saman í hádeginu eða jafnvel borða Sushi heima við kertaljós þegar börnin eru sofnuð eins og við hjónin gerðum eitt gott kvöld í samkomubanninu vorið 2020.

Eitt af því sem einkennir langlíft fólk á bláu svæðunum er að það hefur fjölskylduna sína í fyrirrúmi. Ég þrái að börnin mín hugsi til baka um mig sem móður sem var á staðnum en ekki fjarverandi. Með fjarverandi á ég við að vera alltaf upptekin, alltaf að vinna, alltaf í símanum að sinna einhverju öðru. Ég vil að þau hugsi til baka og viti að ég var á staðnum þegar ég var á staðnum. Svo oft hef ég lent í því að þau eru að tala við mig og svo segi ég HA? Þá höfðu þau verið búin að vera að reyna að ná sambandi í smá tíma. Skilaboðin, samfélagsmiðlar, tölvan, vinnan, húsverkin, þvotturinn. Þetta tekur allt frá manni dýrmætan tíma en við verðum að muna að það er ekkert mikilvægara en þau og á það þarf ég oft að minna mig.

Svo er það vináttan. Sem manneskjur skiptir það okkur miklu máli að eiga vini. Margir hafa fólk í lífi sínu sem það myndi telja til vina sinna, þó svo að viðkomandi sé ekki að hafa góð áhrif. Neikvæðni, baktal og allskonar leiðinlegir hlutir geta fylgt sumu fólki. Rithöfundurinn og predikarinn Craig Groeshel sagði eitt sinn *Sýndu mér vini þína og ég mun sýna þér framtíð þína*. Það er svo mikill sannleikur í þessum orðum. Þessi orð hafa setið í huga mér árum saman. Þessari setningu er ég dugleg að deila með börnunum mínum og hverjum þeim sem hana vill heyra. Á námskeiðum og fyrirlestrum reyni ég að koma þessari setningu að því það skiptir máli hvaða fólk er í okkar innsta hring.

Hvaða fólk vilt þú hafa í þínum innsta hring?
Hvaða fólk er það sem hefur góð áhrif á þig?

Oft er sagt að þú sért meðaltalið af þeim vinum sem þú umgengst mest.

Hefur þú velt því fyrir þér?

Eitt af því mikilvægasta sem við getum gert til að hlaða rafhlöðuna okkar andlega er að átta okkur á því hvað við flokkum sem gæðastundir. Hvort sem við erum með vinum okkar eða ein þá er mikilvægt fyrir okkur að gera okkur grein fyrir því að gæðastundir líta út á misjafnan hátt og eru jafnvel mismunandi eftir einstaklingum.

Eftirfarandi eru dæmi af mínum lista yfir gæðastundir sem ég vil eiga með öðru fólki:

- Bjóða vinum í mat.
- Ferðast innanlands eða utan með fjölskyldu og vinum.
- Kósýkvöld með fjölskyldunni.

- Stefnumót með eiginmanninum.
- Mæðgnastund með Lýdíu sem inniheldur oftast einhverskonar mat.
- Gönguferðir á fjöll með eiginmanninum eða vinum.
- Spila við strákana mína.
- Spjalla við vinkonu yfir góðum kaffibolla.

Hér eru svo dæmi um gæðastundir þegar ég vel að vera ein:

- Lesa góða bók.
- Drekka góðan kaffibolla.
- Fara í heita pottinn eða sauna.
- Gera pilates æfingarnar mínar.
- Fara í göngutúr.

Þessir listar hafa breyst frá því ég skrifaði þá fyrst. Ég aðlaga þá eftir því sem ég þroskast og breytist. Áhugamálum hefur fjölgað og tími til þess að sinna þeim hefur aukist. Mikilvægast af öllu er að gera sér grein fyrir því hvað það er sem ég og þú köllum gæðastundir, af því að það er misjafnt hvað það er sem við skilgreinum sem slíkar.

Svo er það líka fólkið í lífi okkar. Fólk hefur misjöfn áhrif á okkur. Sumt fólk hefur jákvæð áhrif og annað fólk hefur neikvæð áhrif á okkur. Ég hef oftar en einu sinni eytt fólki af vinalistanum mínum á Facebook þar sem það hefur verið svo neikvætt. Ég skammast mín ekki fyrir það. Ég hef líka valið að forðast of náin samskipti við fólk sem hefur neikvæð áhrif á mig. Það er að segja, fólk sem ýtir undir neikvæðni í lífi mínu og sér glasið hálf tómt í stað þess að sjá það hálf fullt. Stundum hefur maður ekki val, t.d. þegar einstaklingurinn er blóðtengdur manni og samskipti eru óhjákvæmleg. Þá er mikilvægt að setja skýr mörk og taka ekki þátt í neikvæðninni. Manni líður vel í kringum annað fólk. Fólk sem hefur jákvæð og hvetjandi áhrif. Fólk sem bætir þig sem einstakling og manneskju. Fólk sem er til í að hlusta á það sem þú ert að ganga í gegnum en tekur ekki endilega undir neikvæðnina í þér. Fólk sem sér jákvæðu hliðar lífsins og horfir á glasið hálf fullt í stað þess að sjá það hálf tómt. Hvernig eru þeir einstaklingar sem þú umgengst mest? Eru þeir að hafa jákvæð eða neikvæð áhrif á þig?

Með þessum kafla fylgir verkefni sem þú skalt vinna núna. Verkefnið felst í því að skrifa niður hvað það er sem þú álítur gæðastundir með öðru fólki og með þér sjálfum/sjálfri.

Því næst skrifar þú niður það fólk sem hefur neikvæð áhrif á þig og hvaða fólk hefur jákvæð áhrif á þig. Kannski er góð hugmynd að skrifa bara fyrsta stafinn eða bara skammstöfunina svo að þú vitir hvaða einstaklingur þetta er án þess að sé augljóst ef einhver annar fer að lesa bókina þína.

VERKEFNI

Hverjar eru þínar óska gæðastundir?

Með öðru fólki?   Ein/n?

_____ _____
_____ _____
_____ _____
_____ _____
_____ _____
_____ _____

Fólkið sem þú umgengst mest

Jákvæð áhrif   Neikvæð áhrif

_____ _____
_____ _____
_____ _____
_____ _____
_____ _____
_____ _____

7

HREYFING

HREYFING

Jæja, hvernig gengur? Vonandi ertu búin að eiga góðar gæðastundir undanfarið. Raunveruleikinn er sá að tíminn líður hratt og oft þarf að forgangsraða til þess að ná að gera þá hluti sem hlaða rafhlöðurnar. Það er svo auðvelt að fara bara í gegnum daginn og vikurnar og gleyma því að *hlaða*. Ég hef sjálf reynt að vera mjög meðvituð um það hvernig ég get hlaðið og fyllt á mínar rafhlöður. Á fjölskyldufundi sem við fjölskyldan héldum síðastliðinn sunnudag fórum við hringinn og spurðum okkur sjálf og börnin hvað við hefðum gert skemmtilegt undanfarnaviku. Allt í einu áttaði ég mig á því ég hafði ekki gert neitt á hleðslulistanum mínum. Vikan hafði verið þétt setin og allt í einu leyfði ég heilli viku að líða án þess að gera eitthvað sem fyllti virkilega mikið á tankinn minn. Við erum öll mannleg og við þurfum á hleðslu að halda. Í dag er mikil áhersla lögð á að við séum *ofur* í því sem við tökum okkur fyrir hendur. Við eigum að sinna öllu svo vel en á endanum gefur sig eitthvað. Okkur er ekki ætlað að vinna allan sólarhringinn. Við þurfum á svefni og hleðslu að halda. Það er enginn annar en við sem pössum upp á að hleðslan okkar sé rétt!

Við þurfum að taka ábyrgð á eigin lífi og eigin heilsu.

Svo er það þetta með fólkið í kringum okkur. Ertu búin að skoða það? Það er svo mikilvægt að í okkar innsta hring sé fólk sem hefur jákvæð áhrif á líf okkar. Mundu setninguna góðu *Sýndu mér vini þína og ég mun sína þér framtíð þína!*

Eitt sinn lenti ég í því að góð vinkona hringdi í mig þegar ég var stödd á fundi. Ég gat ekki svarað. Ég hafði ekki verið nógu dugleg að sinna sambandi mínu við hana mánuðina á undan. Það hefði verið svo auðvelt fyrir mig að sleppa því að hringja til baka, sérstaklega út af því að ég átti að fara út á flugvöll tveimur og hálfum tímum síðar. Ég átti eftir að þrífa húsið (ég veit, það er kannski ekki nauðsynlegt en klárlega skemmtilegra að koma heim aftur í hreint hús). Ég átti eftir að klára að pakka og græja ýmislegt áður en tengdamamma kæmi og tæki við heimilinu. En viti menn, ég valdi að hringja í vinkonu mína og endaði á að spjalla við hana í 45 mínútur. Samtal okkar var æðislegt og ég fann hvað ég hafði saknað hennar mikið. Á meðan samtalinu stóð, þreif ég baðherbergið, skúraði gólfin, kláraði að pakka með símann í vasanum og heyrnatól í eyranu. Fyrir vikið náði ég að heyra hvernig hún hafði það, ég náði að segja henni hvað á mína daga hafði drifið og vinnan við að klára að pakka og þrífa varð mun skemmtilegri.

Ég var svo uppörvuð og ánægð eftir þetta samtal. Það var yndislegt og ég fann að hleðslan mín jókst. Ég var ekki eins þreytt. Ég var jákvæðari, mun glaðari og fyrir vikið varð dagurinn mun betri. Stuttu síðar fórum við hjónin út á flugvöll með vinafólki okkar. Þegar við komum til Boston áttum við frábæra helgi. Við borðuðum góðan mat og hjóluðum mikið, sem var algjörlega frábært. Úr varð að þessir dagar urðu sannkölluð hleðsla á allan hátt.

Það skiptir miklu máli hvaða fólk við umgöngumst. Veljum jákvæð sambönd í lífi okkar. Það er mikilvægt og það hleður rafhlöðuna.

Þá er best að koma sér að efni þessa kafla. Í þessum kafla ætla ég að fjalla um hreyfingu og áhrif hennar á okkar andlegu líðan. Jú, hreyfing er líkamanum mjög mikilvæg ekki síður en andlega hliðin. Fólk hefur unnið sig í gegnum þunglyndi og allskyns andlega vanlíðan með hreyfingu. Ég á góða vinkonu sem notar hreyfingu sem kvíðalyf. Hún á auðvelt með að detta niður í kvíða en með því að hreyfa sig á hverjum degi hefur hún náð að vinna nægilega mikið með kvíðann svo hún þarf ekki að taka kvíðalyf. Hreyfingin kemur í stað lyfja í hennar tilfelli.

Stundaðu hreyfingu sem þú elskar, það er *einfaldara líf*

Það er mjög misjafnt hvaða hreyfing hentar fólki. Sumir elska hreyfingu sem er mikil áskorun í hvert sinn sem þeir mæta í líkamsræktarstöðina. Aðrir elska að fara í sund. Margir upplifa mikla gleði í að vera í náttúrunni t.d með því að hlaupa eða ganga. Enn aðrir una sér vel í hóptímum. Það er mjög misjafnt hvað á við einstaklinga og því mikilvægt að finna út hvað hentar sér. Ég hef sjálf prófað margt í gegnum tíðina en hef komist að því að það hentar mér mjög vel á þessum tímapunkti lífs míns að stunda Pilates æfingar heima. Eins elska ég útiveru og fjallgöngur. Pilates er hreyfing sem hentar mér mjög vel og á vel við líkama minn. Ég var lengi að finna út hvað það væri sem ég fyndi gleði í að gera en þetta er klárlega það. Ég er enda búin að stunda Pilates í hátt í þrjú ár og var svo heppin að vera vön því að gera æfingar heima þegar Covid skall á með fullum þunga. Það sem er mikilvægast er að koma sér upp góðri rútínu því það eru meiri líkur á að maður stundi hreyfingu ef rútína er til staðar.

Það er oft talað um að kyrrseta sé nútíma reykingar. Hún er talin auka líkurnar á sykursýki og hjartasjúkdómum. Mikil seta getur líka látið magann líta út fyrir að vera feitari en hann er vegna þess að við mikla setu verða mjaðmaréttuvöðvarnir stífir og stuttir og geta þar að leiðandi aukið mittisummálið.

Þegar þú skellir þér í stól þá slakna magavöðvarnir, en vöðvarnir í mjóbakinu verða stífir sem gerir það að verkum að við sveigjum bakið. Sveigjan gerir það að verkum að magavöðvarnir ýtast út og mjaðmaréttuvöðvarnir eru of stífir til þess að draga magann aftur inn. Í kjölfarið verður maginn upp þembdur. Það er sérstaklega mikilvægt fyrir konur að huga að innri magavöðvunum, kjarnanum og grindarbotnsvöðvunum. Ástæðan er sú að mjög margar konur ganga með börn og fæða. Við það aukast líkurnar á að t.d grindarbotnsvöðvarnir verði slakir. Ef við sinnum því að þjálfa innri magavöðvana og grindarbotnsvöðvana eru minni líkur á stífum mjaðmaréttuvöðvum.

Jafnvel þó við æfum klukkutíma á dag getur það eitt og sér ekki lagað áhrifin af mikilli setu. Við þurfum að sitja minna. Ef þú vinnur við skrifborð er gott að geta hækkað skrifborðið upp og staðið við það eða venja sig á að standa upp á milli setu t.d á 40-50 mín fresti, taka smá vatnspásu, ganga um, gera hnébeygjur og vera almennt vakandi yfir því að líkaminn þarf á hreyfingu að halda.

Ef við hreyfum okkur komum við í veg fyrir stirðleika, byggjum upp styrk og verðum almennt hraustari. Við vitum eflaust öll hvað þetta er mikilvægt en höfum örugglega oft komið með allskonar afsakanir.

Algengustu afsakanirnar eru:
1. Það er enginn tími
2. Þetta er leiðinlegt
3. Ég er ekki morgunmanneskja
4. Ég vil ekki taka tíma frá fjölskyldunni
5. Of þreytt/ur eftir vinnu

Þetta eru allt góðar afsakanir í sjálfu sér en það er þó mikilvægt að skoða hvað er á bak við þær.

Það er enginn tími: Ef þú upplifir það að það sé enginn tími er gott að reyna að koma æfingum inn í daglega rútínu. Ganga um þegar þú talar í símann. Dansa á meðan þú eldar kvöldmatinn eða taka hnébeygjur á meðan þú hellir upp á kaffið. Það er alltaf hægt að búa til tíma fyrir það sem maður vill. Ef þú myndir t.d. skoða hversu miklum tíma þú eyðir í það að fletta í gegnum samfélagsmiðla eða horfa á myndbönd á Youtube þá myndir þú e.t.v. átta þig á því að þú gætir stytt þann tíma og notað hann í einhverskonar hreyfingu.

Þetta er leiðinlegt: Þetta er góð afsökun. Afsökun sem ég þekki mjög vel á eigin skinni. Það er þó mikilvægt að átta sig á því að það er pottþétt einhver hreyfing sem þú gætir haft gaman af. Ekki gefast upp. Haltu bara áfram að leita að hreyfingu sem þér finnst skemmtileg.

Ég er ekki morgunmanneskja: Við erum auðvitað misjöfn. Sum okkar eiga auðveldara með að vakna á morgnana en önnur. Ef þér finnst ómögulegt að vakna snemma þá hvet ég þig til að gera æfingu í hádeginu eða seinnipartinn. Prófaðu samt að vakna fyrr og gera æfingu. Þó svo að sé ekki nema í 15-20 mínútur. Það er ótrúlegt hvað æfing að morgni vekur mann vel og gefur manni mikla orku inn í daginn.

Ég vil ekki taka tíma frá fjölskyldunni: Þetta er afsökun sem ég hafði lengi vel á reiðum höndum. Mér fannst ómögulegt að fara í hóptíma og þurfa að redda mér pössun til að komast í ræktina. Ég ákvað því að skrá mig í prógramm þar sem ég gerði æfingar heima, og prófaði Crossfit, Hitfit og hélt mér svo loksins virkilega við efnið þegar ég komst í Pilates prógramm í gegnum netið. Börnin eru vön að sjá mig draga dýnuna fram og gera æfingarnar mínar. Ég er með þeim en samt að sinna mér. Ef þetta er ekki eitthvað sem þú myndir kjósa er gott að spyrja sig hvort möguleiki sé að taka börnin með? Getið þið farið saman út að hjóla, í sund eða fjallgöngu? Gönguferðir eru eru líka frábær hreyfing sem allir geta tekið þátt í og er góð fyrir líkama, anda og sál.

Of þreytt eftir vinnu: Já, ég skil það mjög vel. Ég myndi alltaf mæla með því að fólk stundir hreyfingu fyrri hluta dags. Það gefur orku inn í daginn. Viljir þú koma inn hreyfingu eftir vinnu þá er t.d. möguleiki fyrir þig að fara út í göngutúr með maka þínum eða vini/vinkonu.

Eins og ég skrifaði hér á undan þá hef ég prófað ýmislegt í gegnum tíðina og hef komist að því að mér líkar ekki sérstaklega vel að vera í æfingsal að lyfta og gera æfingar. Mér finnst notalegt að fara í hóptíma og finnst alveg gaman að fara í Crossfit. Ég hef prófað ýmislegt og hef oftar en ekki endað á því að verða sérstakur fjárhagslegur stuðningaðili þeirrar líkamsræktar þar sem ég hef kannski mætt í nokkrar vikur og haldið svo áfram að borga árgjaldið án þess að mæta. Eftir því sem börnunum fjölgaði fannst mér það enn erfiðara og ég fann að ég varð að finna mína eigin rútínu. Ég fann að líkaminn minn var orðinn stífur og ég fann að ég þurfti að bæta slökun í líf mitt, ekki bara hraða og adrenalíni. Þá kynntist ég Pilates. Í dag tilheyri ég erlendum hópi þar sem ég fæ dagatal fyrir mánuðinn. Geri Pilates 5x í viku og það er yndislegt. Líkaminn minn þarf á því að halda þessar vikurnar og mánuðina. Eftir því sem árunum í Pilates hefur fjölgað kallar líkami minn á æfingarnar. Ég finn að ég er að styrkja vöðvana en um leið að gera teygjur og læra að beita líkamanum mínum rétt.

Heimaæfingar henta mér vegna þess að ég get gert æfingarnar heima áður en heimilisfólk vaknar eða jafnvel þegar drengirnir mínir eru að horfa á barnatíma um helgar. Ég þarf ekki að fara út úr húsi, þarf ekki að redda pössun, þarf ekki að taka auka tíma í að koma mér í líkamsræktarstöðina og á þessum tímapunkti lífs míns hentar þetta mér frábærlega. Það getur vel verið að það muni breytast síðar og það er allt í lagi. En ég þakkaði Guði fyrir að ég var vön að gera heimaæfingar þegar Covid samkomubannið skall á. Það var lítil sem engin breyting fyrir mig.

> **Hreyfing er ekki bara það að mæta í ræktina eða gera æfingarnar sínar.**

Í síðasta kafla taldi ég upp þau atriði sem einkenna fólk sem lifir lengi. Hreyfing er eitt af þeim atriðum. Það er ekki endilega maraþon eða vaxtarrækt heldur er hreyfing hluti af daglegu lífi fólksins. Það velur stiga í stað lyftu. Það velur að hjóla frekar en að keyra. Það leyfir hreyfingu að vera hluti af sínu daglega lífi. Fyrir stuttu síðan vorum við hjónin á fundum sem voru haldnir á Hóteli í Borgarnesi. Herbergið okkar var á fjórðu hæð. Í hléum þurfti ég oft að fara upp á herbergi að sækja eitthvað og ég passaði mig frá upphafi að nota alltaf stigann í stað lyftunnar. Þetta var góð og mikilvæg hreyfing því alla fundina sátum við mikið. Ég tók meira að segja tímann í eitt skipti og áttaði mig á því að ég var oft fljótari upp en samstarfsfólk okkar sem tók lyftuna. Ástæðan er sú að þau þurftu oft að bíða eftir því að lyftan kæmi niður en þá var ég lögð af stað.

Hreyfing er ekki bara rútína sem við þurfum að koma upp í lífi okkar. Hreyfing er lífsstíll. Hreyfing er mikilvæg fyrir líkamlega og andlega heilsu. Hreyfing er ekki kvöð. Líkaminn okkar gerir svo margt fyrir okkur á hverjum einasta degi. Hann á það skilið að við förum vel með hann. Hreyfum hann, teygjum hann og virðum hann á allan hátt.

VERKEFNI
Hreyfing

Hvaða hreyfingu hef ég prófað?

_____

_____

_____

Hefur eitthvað af þeirri hreyfingu hentað mér?

_____

_____

_____

Ef ekki, hvað vil ég prófa næst?

_____

_____

_____

Á hvaða tíma dags vil ég hreyfa mig?

Hvað þarf ég að gera til þess að geta stundað þá hreyfingu sem ég vil á þeim tíma dags sem mér myndi henta best?

Hvað er fyrsta skrefið sem ég ætla að taka til að koma hreyfingu inn í mína daglega rútínu?

8

FATASKÁPURINN

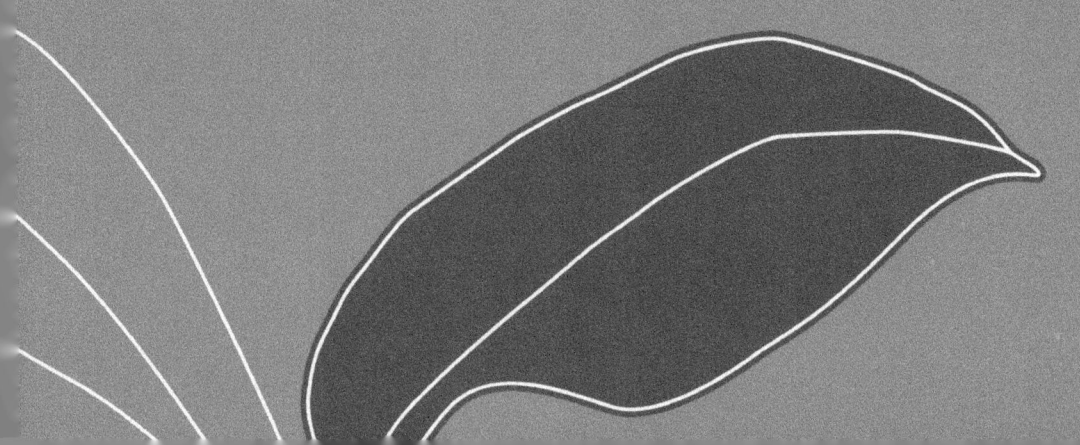

FATASKÁPURINN

Kannast þú við að fara í einhver ákveðin föt af því að þú þarft að mæta eitthvað sérstakt t.d. dæmis í veislu, vinnuna, á fund eða eitthvað þess háttar. Það fyrsta sem þú gerir svo þegar þú kemur heim er að skella þér úr þessum fötum og í eitthvað þægilegra. Ég held að flest allir kannist við þetta. Mörg okkar gera þetta því oft finnst okkur föt sem við þurfum að klæðast óþægileg og ýta undir neikvæðar tilfinningar.
Svo er annað mál þegar við klæðumst fötum sem okkur líður vel í. Fötum sem okkur finnst við jafnvel líta mjög vel út í og vera við sjálf. Ég er ekki bara að tala um kósýgalla eða eitthvað sem við myndum ekki vilja láta sjá okkur í úti í búð.

Ég sit núna heima hjá mér við við eldhúsborðið og skrifa þennan kafla. Ég er orðin svöng og er farin að láta mig dreyma um góðan hádegismat. Auðvitað varð ég að koma mat að, því eins og sonur minn segir þá veit hann að ég er glöð þegar ég er að borða. Við tvö eigum það kannski sameiginlegt að mörgu leiti. En að fötunum! Þó ég sé heima og sé að skrifa þá gerði ég samt æfingarnar mínar þegar ég vaknaði. Ég fór í sturtu og klæddi mig í föt sem mér líður vel í en eru samt snyrtileg og falleg. Ég lagaði líka á mér hárið og setti á mig léttan farða. Ég geri þetta ekki fyrir aðra, ég geri þetta fyrir sjálfa mig. Hér sit ég í þægilegum leggings og skyrtu. Ég er í hlýjum sokkum því það er farið að kólna úti. Ég myndi ekki þurfa að skipta um föt ef einhver myndi hringja og bjóða mér að hitta sig á kaffihúsi. Ég myndi einfaldlega segja *já takk* ef mér fyndist það vera rétt á þeirri stundu, fara í úlpu og skó og rölta á kaffihúsið. Ástæðan fyrir því að ég skrifa þetta er sú að þó eitthvað sé þægilegt þá þarf það ekki að vera ósnyrtilegt.

Kannast þú við það að vera í fötum sem þér líður vel í? Fötum sem gera það að verkum að þér finnst þú vera þú sjálf/ur?

Tískan bíður oft upp á allskonar fatnað. Fatnað sem klæðir ekki endilega alla vel. Því er mikilvægt að gera sér grein fyrir því hverju manni líður vel í. Það skiptir ekki máli hvort við séum ein eða með öðrum. Ef við spáum í því hvernig við klæðumst eða í hvaða fatnaði við erum þá líður okkur betur í eigin skinni. Eitt sinn gerði ég könnun á meðal kvenna sem voru hjá mér á námskeiði. Ég spurði þær í hverju þeim liði best í. Margar sögðu að þeim liði best í leggings og kjól. Það er frábært! Það gengur allstaðar.

Sumum líður mjög vel í gallabuxum en ef þér líður ekki vel í gallabuxum þá er góð leið að byrja á því að finna það gallabuxnasnið sem hentar þér best. Ég t.d er ekki gallabuxnatýpan en fann loksins gallabuxur sem henta mínum líkama. Ég þoli ekki buxur sem eru alltaf að renna niður um mig eða eru fyrir neðan nafla og við mjöðm. Eitt sinn fórum við fjölskyldan með annari vinafjölskyldu til Bandaríkjanna. Vinkona mín hafði átt mjög erfitt með að finna gallabuxnasnið sem hentaði henni og hoppaði því af gleði þegar hún fann gallabuxur í því sniði sem hún elskaði í frábærri búð sem við fórum í. Hún endaði því á að kaupa sér nokkur eintök af alveg eins gallabuxum til þess að eiga varalager þar sem hún vissi ekki hvort hún væri aftur á leið til Bandaríkjanna á næstunni.

Í dag er ég farin að vanda mun meira valið hvað varðar fatnað sem ég kaupi. Ég er farin að velja frekar fatnað sem er í góðum gæðum og kaupi mér heldur einn gæðabol frekar en að kaupa mér þrjá boli bara af því að þeir eru ódýrir. Fyrst og fremst kaupi ég eitthvað sem mér líður vel í og finnst ég líta vel út í hvort sem það er kósýgalli eða ekki.

Það skiptir miklu máli að okkur líði vel í fötunum sem við klæðumst. Það hefur áhrif á andlega og líkamlega líðan. Þess vegna er góð hugmynd að fjarlægja þau föt sem hafa ekki jákvæð áhrif á líðan okkar úr fataskápnum. Í fyrsta kafla bókarinnar lýsti ég því hvernig ég fór upphaflega hamförum þegar ég fór í gegnum fataskápinn minn. Nú eru sex ár liðin og þetta er enn sú aðferð sem ég nota. Ég þarf þó ekki að setja öll fötin mín í stóran bunka á rúmið þar sem ég hef haldið þessari aðferð í gegnum árin og um leið og ég finn að ég er farin að nota einhverja flík minna eða mér finnst hún ekki þjóna því hlutverki sem hún ætti að þjóna þá gef ég hana frá mér.

Ég hvet þig til þess að gefa þér tíma núna til þess að fara í gegnum fataskápinn þinn. Byrjaðu einungis á þínum eigin fötum. Ekki fara í gegnum föt barnanna þinna eða maka þíns núna. Í raun og veru ættir þú aldrei að fara í gegnum föt maka þíns heldur láta hann/hana sjá um það. Það er mun heilbrigðara. Annars gætirðu lent í því að fjarlægja einhverja flík sem viðkomandi elskar. Byrjaðu á því að taka öll fötin þín og setja þau í hrúgu á rúmið þitt. Taktu síðan eina flík upp í einu og spurðu sjálfa/n þig. *Hvaða tilfinningu gefur þessi flík mér.* Það er ótrúlega magnað hvað það er fljótt að koma fram. Þú þarft ekki einu sinni að máta flíkina, því undir niðri veistu hver tilfinningin er.

Ef tilfinningin sem þú upplifir er neikvæð seturðu flíkina á stað sem þú ert búin að ákveða fyrirfram. Ef hún er jákvæð, leggur hana á annan stað. Svo ferðu í gegnum fötin þín koll af kolli og viti menn. Fyrr en varir verður þú búin að flokka fataskápinn þinn í tvær hrúgur *Já, ég vil eiga* og *Nei, ég vil gefa*. Þegar þú ert búin að því skaltu ná í góðan poka eða kassa og setja í öll fötin sem eru *Nei, ég vil gefa* hrúgunni. Ég hvet þig síðan til þess að fara sem fyrst með þennan poka eða kassa á næsta Nytjamarkað eða í Rauða Kross gám. Annars er hættan sú að þú fáir bakþanka og byrjir að setja fötin aftur í skápinn og vandamálið heldur áfram. Ekki láta þér bregða þó svo að *nei* hrúgan sé stærri en *já* hrúgan. Það er algengt. Því næst skaltu setja fötin í *já* hrúgunni inn í fataskápinn og viti menn, allt í einu ertu með fataskáp sem inniheldur einungis föt sem þú vilt raunverulega klæðast. Kannski finnst þér fataskápurinn vera tómlegur. Það jákvæða er að þú hefur föt sem þú vilt nota og fötin sem þú notaðir aldrei eða höfðu neikvæð áhrif á þig eru ekki lengur að yfirtaka dýrmætt pláss.

> **Hafðu einungis föt í fataskápnum þínum sem gefa þér jákvæðar tilfinningar, það er *einfaldara líf***

Mér líður mun betur þegar ég er búin að klæða mig í föt sem mér líður vel í.

Hvernig líður þér vel?

Í síðasta kafla fjölluðum við um hreyfingu og skoðuðum hvaða leiðir er hægt að fara til þess að koma hreyfingu inn í daglega rútínu. Ég hvet þig til þess að hreyfa þig í dag. Það er auðvelt að gera stuttar æfingar, jafnvel við skrifborðið. Þú getur fundið allskyns æfingar t.d inn á Youtube. Fyrst of fremst hvet ég þig til þess að fara í gegnum fataskápinn þinn og skoða fötin. Lokaðu augunum jafnvel, komdu við flíkina og hugsaðu, *líður mér vel í þessari flík*. Ég veit þú getur þetta!

Við erum ekki alltaf góðir dómarar hvað varðar útlit okkar og erum stundum okkar verstu óvinir. Við þurfum að læra að vera góð við okkur og horfa á okkur með jákvæðum augum. Við erum öll einstök og þurfum að læra að meta það í útliti okkar sem gerir okkur einstök.

Fyrir mig er það fólgið í því að gera æfingu, fara í sturtu og laga á mér hárið, setja á mig maskara og byrja daginn. Á þennan hátt finnst mér ég byrja daginn vel.

Hvernig getur þú látið þinn dag byrja vel?

VERKEFNI
Fataskápurinn

Hversu mikið af fötum gafstu frá þér?

_____

_____

Hvernig líður þér með það?

_____

_____

_____

Er eitthvað sem þig vantar?

_____

_____

_____

Finnst þér auðveldara að ákveða hverju þú klæðist núna?

_____

_____

9

TÍMASTJÓRNUN

TÍMASTJÓRNUN

Það er hálf súrealískt að byrja að skrifa kafla um tímastjórnun eftir að hafa gleymt mér í verkefni sem ég hvorki þurfti né ætlaði að framkvæma núna en fór í það af því að hugur minn reikaði óvænt þangað. Ef til vill kannast þú við svona athyglisbrest, eða þá upplifun að hugsanirnar fari á flug. Kannast kannski við það að vera að gera eitt en fara svo að gera eitthvað allt annað og gleymir þá að halda áfram með það sem þú varst að gera.

Þarna kemur inn tímastjórnun og agi kæri vinur.

Í þessum kafla ætla ég að fjalla um tímastjórnun. Reynsla mín í samskiptum við fólk segir mér að það er algengt að fólk upplifi að lífið sé yfirþyrmandi. Það eru svo mörg verkefni sem þarf að klára. Svo mikið sem þarf að gera. Við þurfum að sinna heimilinu, börnunum, vinnunni og reyna á sama tíma að muna eftir því að sinna hjónabandinu og okkur sjálfum persónulega. Hvernig er þetta hægt? Það er eðlilegt að þú spyrjir.

Kröfurnar í dag eru orðnar svo miklar að það er ekki hægt að sinna öllu vel. Það er fáum ef nokkrum eðlislægt að vera í ofurhlutverki. Staðreyndin er sú að við þurfum að forgangsraða. Við þurfum að átta okkur því á hvað það er sem skiptir okkur mestu máli og raða deginum okkar út frá því. Þarna kemur aftur inn skilgreiningin á því hvað einfaldara líf er. Við þurfum að muna að:

> **Einfaldara líf snýst um að fjarlægja það sem þú þarft ekki á að halda.**
> **Losa sig við það sem þú átt áður en það eignast þig. Einfaldara líf er að geta sagt já þegar við á en líka að geta sagt nei.**

Oftar en ekki fara allskyns utanaðkomandi áreiti að ráða deginum okkar. Fyrr en varir erum við búin að tvíbóka okkur eða erum farin að keyra hratt á milli staða til þess að ná að sinna því sem við vorum búin að lofa eða við vorum sett í. Tíminn okkar er dýrmæt auðlind og við þurfum að fara vel með hann. En hvernig getum við gert það?

Einu sinni var kennari við kennslu í viðskiptaskóla. Hann dró fram krukku, stóra steina, möl og sand. Hann raðaði stóru steinunum í glerkrukku og spurði síðan nemendur sína. Er hún full? Já, svöruðu nemendurnir. Haldið þið að það komist fleiri steinar í krukkuna, spurði kennarinn? Nei, sögðu nemendurnir. Þá dró hann fram möl og setti hana í krukkuna. Lokaði henni og hristi. Mölin komst vel fyrir komu sér í skorum á milli stóru steinanna. Þá spurði hann nemendurna sína aftur. Er krukkan full? Nei, örugglega ekki svaraði einn nemandinn. Rétt hjá þér sagði kennarinn og dró fram sand og setti ofan í krukkuna. Lokaði henni og hristi. Sandurinn smaug á milli steinanna og fór í þær skorur sem voru tómar. Síðan spurði hann. Er hún full? Já, sögðu nemendurnir í einum róm. Þá sagði kennarinn. Hvað haldið þið að þessi sýnikennsla þýði?

Að við getum alltaf bætt á okkur fleiri verkum sagði einn nemandinn glaðlega.

Nei sagði, kennarinn. Þetta kennir okkur það að ef við setjum ekki stóru steinana fyrst þá komast þeir ekki fyrir.

Mér finnst þetta ótrúlega góð saga. Það er svo mikið til í henni. Það er gott að horfa á hana út frá eftirfarandi skilgreiningu.

Stórir steinar: Það sem raunverulega skiptir máli: fjölskyldan, heilsan og samböndin í lífi okkar. Undir það flokkast mikilvægustu verkefnin.

Möl: Mikilvægir þættir sem þó skipta minna máli en stóru steinarnir. Þetta getur t.d. verið vinna, skóli og félagsstarf.

Sandur: Það sem skiptir minnstu máli eða er ekki eins mikilvægt og annað. Allt sem skilgreinist ekki sem stórir steinar og möl.

Það er gott fyrir okkur að horfa á daginn út frá þessu samhengi og reyna að forgangsraða. Á Youtube getur þú fundið myndband sem sýnir á myndrænan hátt hvernig þetta virkar. Þú getur fundið þetta myndband undir heitinu, *Rocks, Pebbles and Sand Story*.

Þessum kafla fylgir verkefni sem þú getur nýtt þér. Í því segir þú hverjum klukkutíma hvernig hann á að nýtast áður en hann kemur. Þannig líður dagurinn ekki bara eins og hver annar og krukkan þín fyllist af möl og sandi. Heldur ertu líklegri til að ná að forgangsraða rétt.

> ## Farðu vel með tíma þinn,
> ## það er *einfaldara líf*

Með verkefninu getur þú áttað þig á því hvað það er sem þig langar að gera áður en börnin þín vakna, ef þú átt börn. Þú áttar þig líka á því hversu marga klukkutíma þú hefur á hverjum degi til að sinna hinum ýmsu verkefnum. Passaðu þig að átta þig á því hvað sá tími er langur sem þú vilt vera vakandi. Ef draumurinn er að vakna klukkan 7:00 og fara að sofa klukkan 22:00 þá getur þú gert ráð fyrir því að hafa 15 klukkustundir að vinna úr. Þegar því er lokið muntu átta þig á hvernig hinn fullkomni dagur lítur út. Það er mikilvægt að þú gefir þér tíma til að skoða og skrifa hvernig dagurinn nýtist sem best.

Hér á eftir koma nokkur verkefni sem ég vona að muni hjálpa þér. Gott er að hafa í huga það sem við höfum fjallað um í öðrum köflum. Gera ráð fyrir gæðastundum, hreyfingu og því sem hleður þína rafhlöðu á hverjum einasta degi.

VERKEFNI
Tímastjórnun

Skrifaðu niður allt sem þú þarft að gera á hverjum degi?

T.d. vinna, tómstundir, áhugamál, húsverk, eldamennska o.s.frv.

Mánudagur

_____

_____

_____

Þriðjudagur

_____

_____

_____

Miðvikudagur

_____

_____

_____

Fimmtudagur

Föstudagur

Laugardagur

Sunnudagur

Hversu marga tíma hefur þú dags daglega?

Gerðu ráð fyrir öllum þeim tíma sem þú ert vakandi.

Mánudagur: _____   Föstudagur: _____

Þriðjudagur: _____   Laugardagur: _____

Miðvikudagur: _____   Sunnudagur: _____

Fimmtudagur: _____   Fjöldi tíma: _____

Skrifaðu niður það sem þú myndir vilja gera áður en annað heimilisfólk vaknar.

_____

_____

_____

_____

_____

Segðu hverjum klukkutíma hvernig hann á að nýtast áður en hann kemur.

Forgangsraðaðu út frá dæminu um steinana og sandinn. Flokkaðu þau verkefni sem þú gerir dags daglega eftir mikilvægi.

Stórir steinar (mikilvæg verkefni)

_____

_____

_____

Litlir steinar (minna mikilvæg verkefni)

_____

_____

_____

Sandur (minnst mikilvægt)

_____

_____

_____

Hvernig lítur hinn fullkomni dagur út?

Gefðu þér tíma til að skoða og skrifa hvernig dagurinn myndi nýtast best.

Hvernig lítur hinn fullkomni dagur út?

Gefðu þér tíma til að skoða og skrifa hvernig dagurinn myndi nýtast best.

_____

_____

_____

_____

_____

_____

_____

_____

_____

_____

10

HVERNIG GET ÉG HÆTT AÐ KAUPA ÞAÐ SEM ÉG ÞARF EKKI

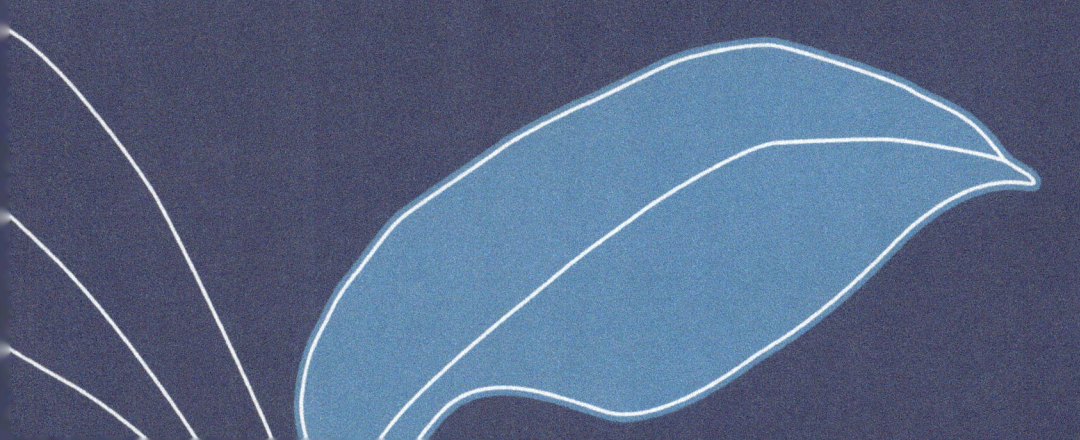

HVERNIG GET ÉG HÆTT AÐ KAUPA ÞAÐ SEM ÉG ÞARF EKKI

Jæja, hvernig gengur að segja hverjum klukkutíma hvert hann á að fara áður en hann kemur? Tímastjórnun er stór hluti af því sem ég kalla Einfaldara líf. Málið er að það er svo algengt að fólk sætti sig við það að utanaðkomandi aðstæður, vinna, skóli, stórfjölskyldan eða margt annað taki yfir dagatalið manns. Í góðmennsku okkar viljum við gera vel. Við viljum segja já og við viljum vera til staðar. Því miður hefur það stundum tilhneigingu til að ganga of langt. Hér er ég ekki að tala um að við eigum ekki að hjálpa öðrum eða vera til staðar fyrir aðra. Nei, þvert á móti. Ég er að tala um það að við höfum sjálf hugrekki og kjark til að setja skýr mörk til þess að við höfum meiri tíma til að spila úr. Hver einasti klukkutími sólahringsins þarf ekki að vera fullskipaður. Það eru mun meiri líkur á því að við höfum meiri tíma til að sinna því sem brennur á hjarta okkar ef við lærum að segja nei við því sem skiptir minna máli. Þið munið, söguna um steinana, mölina og sandinn. Einmitt, þetta er allt spurning um forgangsröðun. Ég vel það að hafa ekki alla daga þéttbókaða til þess að ég hafi meiri sveigjanleika. Þá get ég sagt já við óværntum og skemmtilegum tækifærum en ég get líka sagt já þegar erfiðleikar banka upp á. Í liðinni viku fór t.d heill morgun hjá mér í það að sinna málum tengdri móður minni sem er búin að glíma við veikindi. Það var vissulega búið að plana fund þennan morgun en fyrir fundinn kom upp vandamál sem ég gat stigið inn í af því að ég hafði sveigjanleika. Að vísu hafði ég minni tíma til að skrifa þessa bók en á þessum tímapunkti í lífi mínu skiptir mig máli að geta verið til staðar fyrir móður mína. Það getur oft reynt á en það að sinna foreldrum er eitt af þeim atriðum sem ég skilgreini sem stein. Sérstaklega á þessum tímpunkti lífsins. Það hefur ekki alltaf verið þannig en er þannig núna. Mín fyrsta ábyrgð er þó alltaf gagnvart börnunum mínum og ég vil ávallt passa að sama hvað sé í gangi að það bitni það ekki á þeim. Ef þú ert ekki búin að gefa þér tíma til að vinna verkefnin sem tengd eru kaflanum um tímastjórnun þá hvet ég þig til að gera það núna. Stoppaðu lesturinn og farðu aftur til baka í bókinni að kafla níu sem inniheldur verkefnin. Ef þú ert búin og ert með yfirsýn yfir það sem betur mætti fara þá segi ég, vel gert! Það skiptir svo miklu máli að við áttum okkur á að við höfum þrátt fyrir allt stjórn á tíma okkar.

Það að segja hverri klukkustund í hvað hún á að fara áður en hún kemur er svipað og að segja peningunum okkar í hvað þeir eiga að fara áður en við notum þá. Ef planið er að leggja fjármuni til hliðar fyrir framtíðina þá gerist það ekki nema maður ákveði að gera það og taki þá frá í upphafi hvers mánaðar til að leggja til hliðar. Ég mæli með því að þið passið upp á að eiga varasjóð ef eitthvað óvænt kemur upp á. Það er til dæmis mjög óþægilegt ef þvottavélin og uppþvottavélin bila á sama tíma og maður á ekki pening til að skipta þeim eldhústækjum út. Það er alltaf gott að eiga varasjóð sem maður snertir ekki nema í neyð.

Í þessum kafla er komið að málefni sem hefur mjög mikið með það að gera hvort við náum að halda einföldum lífsstíl áfram eða ekki. Þetta er líklega mikilvægasta málefnið. Það málefni sem mun að mestu hafa með það að gera hvort þú náir yfirlýsingu þinni eða ekki.

Ef þú breytir því ekki hvernig þú eyðir fjármunum, og kaupir hluti án þess að hafa skipulagt það þá mun heimilið vera fljótt að fyllast af allskyns óþarfa og peningarnir þínir fara í hluti sem skipta þig litlu máli í stað þess að fara í það sem þig dreymir um.

Neysluhyggja er hugtak sem kastar ljósi á hugmyndafræðina á bak við síaukna tilhneigingu fólks til að kaupa meira af vörum og þjónustu. Það sem er merkilegt er að þetta orð er ekki hægt að finna í Íslenskri orðabók frá árinu 2007 sem er í bókahillunni minni. Þetta hugtak er hinsvegar til og vísar í þá hugsun að afla sér efnislegra gæða.

Neysluhyggja getur orðið að slæmum ávana. Þú uppgötvar kannski ekki að þú sért dottinn í slíkan ávana fyrr en þú prófar að kaupa ekki neitt eða þegar þú ferð að hugsa um það hversu mikið þú ert í raun og veru að kaupa.

Þú ert kannski ein/n af þeim sem ferð í Rúmfatalagerinn til þess að kaupa viskastykki þar sem þín eru orðin ónýt. Þar sérðu kannski ilmkerti sem er svo fallegt og svo svakalega góð lykt af að þú ákveður að kippa því með.

Þú ferð kannski í HM til þess að kaupa buxur sem son þinn vantar en sérð ótrúlega flottan bol (á útsölu) sem þú ákveður að kippa með en varst búin að gleyma að þú átt yfirdrifið nóg af bolum.

Þú ferð kannski í Ikea til þess að kaupa kertastjaka en gengur út úr búðinni með fullan poka af öllu sem þú ætlaðir ekki að kaupa en úbbs, þú gleymdir að kaupa kertastjakann.

Ég á þetta til rétt eins og þið. Það eru ekki bara innkaupin sjálf sem eru vandamálið. Þú getur alveg haldið áfram að versla og keypt bol sem þér finnst geggjað flottur en þú þarft að setja þér einhversskonar reglu. Reglan getur t.d. verið þannig að ef eitthvað eitt nýtt kemur inn á heimilið og þá fer eitt gamalt í Rauða Kross gáminn eða á Nytjamarkaðinn. Besta lausnin er þó alltaf sú að hætta að kaupa meira en maður þarf. Það er gott fyrir okkur sjálf og það er gott fyrir jörðina. Ef við skoðum barnaföt þá gerist það oft með börn að þau taka vaxtarkippi. Þau vaxa sérstaklega mikið á sumrin finnst mér! Sennilega finnst mér það bara af því að þau hætta að ganga í úlpum á vorin og fara svo aftur í þær í september og þá eru þær oft orðnar of litlar. Að öllu gríni slepptu þá er það þannig að börn taka vaxtarkipp þó svo það sé ekki beintengt sumrinu. Allt í einu stendur maður frammi fyrir því að buxur eru orðnar of stuttar og bolir of litlir. Ég á fjögur börn. Fyrsta barnið er stelpa og hin þrjú eru drengir. Það merkilega er að mér finnst föt drengjanna eyðileggjast oftar og hraðar en fötin hennar. Það virðast oftar koma göt á hnén á buxum hjá strákum en stelpum. Kannski er það bara þannig á mínu heimili en auðvitað fer það líka eftir því hvað börnin eru að gera og hverskonar íþróttir þau æfa. Yngsti drengurinn okkar hefur alltaf haft miklar skoðanir á því hverju hann klæðist. Hann er til að mynda eina barnið okkar sem virkilega elskar að vera í gallabuxum. Þegar hann var á bilinu 3-4 ára gamall ákvað hann að hann vildi eignast gallabuxur með gati. Ég var ekki til í að kaupa dýrar gallabuxur með gati á svona lítið barn svo við fórum í Barnaloppuna í Reykjavík þar sem hann fékk að velja sér gallabuxur og við gerðum gat á þær. Málið leyst!

Eina helgi fyrir nokkru síðan fórum við hjónin í helgarferð með vinahjónum okkar til Boston. Áður en ég fór þangað var ég búin að skrifa niður hvað börnin vantaði. Ég vissi það sum vantaði boli, buxur, peysur og sokka. Í stað þess að kaupa bara eitthvað í Boston þá reyndi ég að velja vel. Velja efni sem var gott og ég vissi að myndi þola marga þvotta. Föt drengjanna eru yfirleitt alltaf skítug eftir einn dag í skólanum eða leikskólanum. Leit að fötum tók smá tíma en ég fann æðislega íþróttaboli sem ég keypt í góðri Outlet búð. Því miður var ekki hægt að fá buxur eða peysur á sama stað þar sem sumarvörurnar voru komnar í búðina. Buxur og peysur flokkast víst ekki sem sumarvörur í Boston. Síðan keypti ég bara ódýra sokka því einhverra hluta vegna týnist mjög gjarnan einn sokkur úr hverju sokkapari á okkar heimili. Hvað er þetta annars með staka sokka? Þetta er mikill leyndardómur.

Mér finnst mjög gott að gera þetta svona. Fara í gegnum skúffurnar eða skápinn og skrifa niður og kaupa það sem þarf. Ef maður kaupir meira en það sem þarf er gott að hafa þá reglu að losa sig við eitthvað annað í staðinn.

Þetta snýst ekki ekki bara um föt. Þetta getur verið að fara í Ikea eins og ég skrifaði hér á undan til þess að kaupa eitthvað sem þig vantar en þú kemur út með eitthvað allt annað. Búðir eru byggðar þannig upp að þær fá þig til að langa til að kaupa það sem í þeim er og þér finnst eins og þig vanti það nauðsynlega. Þess vegna þurfum við að vera mjög vakandi neytendur.

Það eru ýmsar leiðir sem eru notaðar til þess að fá okkur til þess að kaupa óþarfa. Aliexpress eru eitt dæmi. Það er hægt að kaupa margt sniðugt á síðum eins og Ali express en hversu oft er fólk búið að panta eitthvað á Ali og svo loksins þegar pakkinn kemur í pósti man það ekki einu sinni hvað er í pakkanum. Eftir samkomubannið í Covid hefur netverslun aukist til muna. Það er þægilegt að svo mörgu leiti. Ég hef nýtt mér það til að kaupa skó á börnin, panta afmælisgjöf og kaupa þrenna hluti sem mig vantaði í Ikea. Mér finnst dásamlegt að geta sloppið við að fara og kaupa vöruna. Það sparar mér tíma og gerir það að verkum að það er nóg að gera hjá Póstinum.

Hvernig getum við þá hætt að kaupa óþarfa eða það sem við þurfum ekki á að halda.

Við þurfum að þekkja sálfræðina á bak við það sem er í gangi í verslunum. Það er fólk í vinnu við það að markaðsetja hluti þannig að okkur langi að kaupa þá. Það er hugsað út í það hvernig hlutunum er stillt upp. Það er hugsað út í liti sem vekja athygli okkar. Oft er notað rautt og gult til dæmis. Ég er ekki að segja að við eigum að fara í búðir í stríðsham. Tilbúin að berjast og hugsa nei ég kaupi ekki neitt! Það er þó gott að vera meðvitaður um markaðsfræðina og spyrja sig *þarf ég á þessu að halda?*

> **Ekki kaupa eitthvað, af því bara!**
> **Það er *einfaldara líf***

Það getur verið sniðugt að fara í verslunarleiðangur til matarinnkaupa og annarra nauðsynja eftir að þú ert nýbúinn að vinna í því að losa þig við einhverja hluti. Ef þú ert t.d búin að eyða morgninum í það að flokka eldhússkápana og losa þig við óþarfa þar þá er ólíklegt að þú freistist til þess að kaupa allskonar óþarfa strax á eftir.

Það er mikill munur á því að kaupa það sem þarf og það sem er óþarfi. Ef barnið þitt vantar ný stígvél þá auðvitað kaupirðu ný stígvél. Ef þig vantar kerti af því að kertin þín eru raunverulega búin þá kaupirðu þér ný kerti. Þetta er ekki spurning um boð og bönn og halda að maður megi aldrei kaupa sér neitt. Það er alls ekki það sem ég á við. Við hjónin kaupum hluti mjög reglulega en fyrir þeim kaupum er góð og gild ástæða. Það er mikill munur á því að kaupa það sem mann vantar eða langar að kaupa inn á heimilið eða kaupa eitthvað til þess að upplifa stundargleði. Vandamálið er að það eru einstaklingar sem kaupa sig glaða. Það eru konur sem hafa viðurkennt það fyrir mér að þær fái vinkonu með sér í fatabúð til þess að kaupa sér bara einhver föt af því að þær áttu erfiðan dag. Ég á líka vinkonu sem átti orðið yfirdrifið nóg af kertastjökum en í hvert skipti sem hún átti erfiðan dag í vinnunni þá fjölgaði kertastjökum á heimilinu. Hún viðurkenndi þetta vandamál fúslega og hringdi svo í mig einn daginn til þess að segja mér að hún væri í svo vondu skapi að hún hefði farið í búð til að kaupa úlpu.

Ert þú ein/n af þeim sem kaupir þig glaða/n?

_____

Ef svo er, af hverju?

_____

Hvernig líður þér þegar þú kemur heim með hlutinn?

_____

Við vitum flest að það er munur á því að kaupa *af því bara* eða kaupa af því að það vantar. Ef við hugsum meira um það þá eru minni líkur á því að við eyðum í óþarfa og húsið okkar fyllist af allskyns hlutum sem við þurfum ekki á að halda. Það er alltaf góð regla að spyrja sig, mun þetta veita mér gleði?

Jafnvel þó svo þú sért búin að einfalda heimilið þitt lengi eins og ég er búin að vera að gera í tæp sex ár, leynist alltaf eitthvað inn á milli sem má fara. Hlutir sem mig vantar ekki og/eða hlutir sem ég þarf ekki á að halda.

Enn og aftur ætla ég að biðja þig að rifja upp yfirlýsinguna þína. Ástæðan er sú að því oftar sem þú rifjar hana upp því líklegra er að hún festist í huga þínum. Það er engin ein yfirlýsing rétt. Það sem máli skiptir er að þú fáir tækifæri til þess að forgangsraða.

Mín yfirlýsing: Dags: _____

Ég vil lifa einfaldara lífi til þess

_____

_____

_____

_____

Því næst skaltu hugsa vel og vandlega um þá hluti sem þú ætlar að kaupa og spyrja þig *þarf ég á þessu að halda, mun þetta hjálpa mér að ná yfirlýsingunni minni, eða flækir þetta líf mitt?*

Eins er gott að bíða með að kaupa hlutinn eða flíkina strax. Athuga hvort þig raunverulega langi í þetta eða vanti þetta ennþá eftir nokkra daga. Það er mér minnisstætt að ég ákvað að nýta þess aðferð þegar ég var á leið í brúðkaup eitt sinn. Brúðkaupið var erlendis og var útibrúðkaup. Ég vissi að það að það yrði líklega sól. Mig vantaði kjól sem ég gæti verið í úti en gæti samt sem áður notað áfram þegar ég kæmi heim til Íslands. Ég sá rosalega fínan kjól í búð hér á Selfossi sem mig langaði mikið í. Ég ákvað þó að bíða með að kaupa hann eftir að ég var búin að máta hann. Melta þetta örlítið og sjá hvort mig langaði ennþá í hann eftir því sem dagarnir liðu. Nokkrum dögum seinna fór ég og keypti kjólinn því ég vissi að þetta var rétti kjóllinn. Þennan kjól hef ég notað oft og er enn í dag ánægð með þessi kaup.

Hér á eftir er listi sem ég kalla Gleðilistann. Þennan lista hvet ég þig til þess að fylla út. Þessi listi hjálpar þér að átta þig á því hvað það er sem gleður þig í lífinu. Hvað er það sem veitir þér gleði? Það geta verið stórir hlutir eins og ferðalög og frí. Það geta líka verið hversdagslegu hlutirnir eins og sundferð eða göngutúr. Hvað er það sem veitir þér raunverulega gleði?

Það er mjög líklega ekki nýr kertastjaki. Ef gleðinn tengist hlutum sem þú þarft að kaupa er líklegt að það sé hægt að snúa því við í þá átt að það sé til dæmis að drekka te með eiginmanninum við kertaljós, sem er í nýja kertastjakanum. Þannig tengjast nýir hlutir oft ekki hinni raunverulegu gleði sem felst í tengingu við annað fólk og sig sjálfan.

Einnig er gott að muna frábæra setningu eftir fjármála gúrúinn Dave Ramsey sem kennir fólki að verða skuldlaust og öðlast fjárhagslegt öryggi. Hann segir: *If you will live like no one else, later you can live like no one else* eða ef þú lifir eins og enginn annar, þá muntu seinna getað lifað eins og enginn annar.

Það sem hann á við er að ef þú ert tilbúin að leggja á þig aðeins meiri kröfur fjárhagslega núna þá geturðu lifað öðruvísi en flestir síðar. Það er algengt að einstaklingar sem njóta velgengni eða hafa afrekað eitthvað í lífinu hafi átt tímabil sem var mjög krefjandi. Tímabil sem þau þurftu að hugsa um hverja krónu, tímabil sem þau vöknuðu snemma á morgnana til að halda áfram með verkefnið eða mæta á æfinguna. Þú getur fært þetta hugtak yfir á svo margt í lífinu. Hvort sem það tengist fjármálum, íþróttaiðkun, tónlistariðkun eða í raun hverju sem er. Lifðu eins og enginn annar til þess að þú getir seinna lifað eins og enginn annar. Hljómar það ekki bara nokkuð vel.

VERKEFNI
Gleðilistinn minn

1. _____

2. _____

3. _____

4. _____

5. _____

6. _____

7. _____

8. _____

9. _____

10. _____

11. _____

12. _____

Hvað ætlar þú að gera af þessum lista í dag?
_____
_____
_____
_____

Hvað ætlar þú að gera af þessum lista næstu vikuna?
_____
_____
_____
_____

Hvernig mun þér líða ef þú gerir þetta?
_____
_____
_____
_____

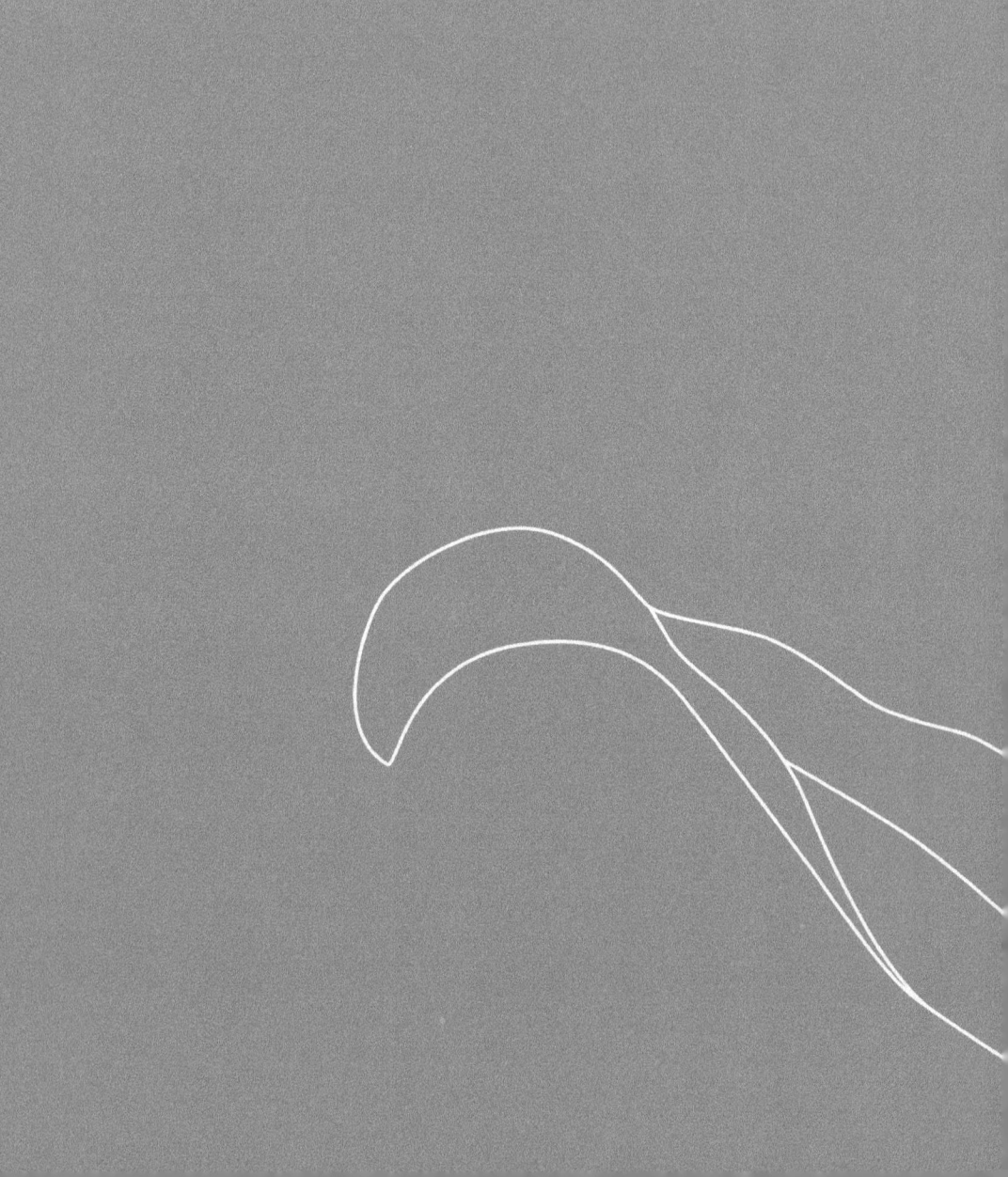

11

EINFALDARA LÍF TIL FRAMBÚÐAR

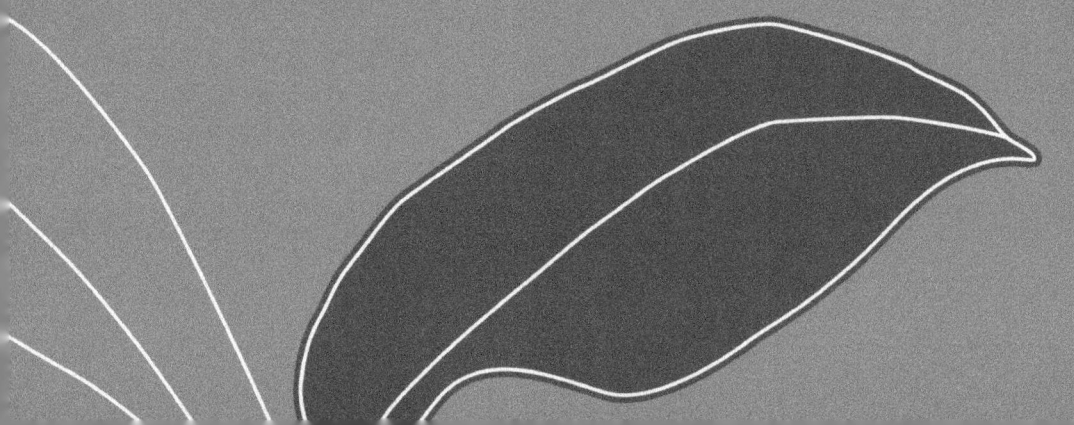

EINFALDARA LÍF TIL FRAMBÚÐAR

Í síðasta kafla fjallaði ég um fjármál og hvernig við ættum að stefna að því að kaupa fyrst og fremst það sem við þurfum en ekki það sem við þurfum ekki. Ég fjallaði líka um það að yfirleitt tengist gleðin í lífi okkar ekki hlutum sem við kaupum og veita okkur aðeins stundargleði. Ef hlutir tengjast gleðinni í lífi okkar tengist það oftar en ekki því að þeir efla tenginguna við annað fólk eða okkur sjálf. Ef þú ert ekki búin að gera gleðilistann þá hvet ég þig til að stoppa hér, ná þér í blýant og fylla listann út. Sum ykkar hafa kannski fengið tækifæri til að fara í búð og láta reyna á innkaupin. Ég vona að það hafi gengið vel. Ég vona líka að með því að gera listann hafir þú séð hvað það er sem skiptir þig máli og að peningar kaupa ekki lífshamingjuna.

Í þessari bók höfum við fjallað um af hverju það er gott að einfalda lífið, hvað einfaldara líf er og hvernig það hentar okkur hverju og einu. Í upphafi bókarinnar og nokkrum sinnum eftir það skrifaðir þú niður þína yfirlýsingu og skoðaðir af hverju þú vildir einfalda lífið. Nú er góður tími til að horfa til baka og fara aftur yfir yfirlýsinguna og skoða hvaða árangri þú hefur náð.

Hefur eitthvað breyst?

Er yfirlýsingin sem þú skrifaðir eitthvað sem þú vilt halda í næstu mánuði? Getur þú haft hana ítarlegri eða er hún akkúrat eins og hún ætti að vera núna, á þessum tímapunkti lífs þíns? Hér fyrir neðan hefur þú tækifæri til að skoða þína yfirlýsingu. Ég hvet þig hinsvegar til þess að uppfæra hana ekki nema þú hafir nú þegar unnið þau verkefni sem fylgja hverjum kafla.

Mín yfirlýsing: Dags _____

Ég vil lifa einfaldara lífi til þess að:

_____

_____

_____

Í köflunum hér á undan höfum við einnig skoðað svefn og mikilvægi þess að ná góðum svefni. Vitund Íslendinga um mikilvægi svefns hefur aukist síðastliðin ár en á sama tíma sefur fólk verr og í styttri tíma en áður. Vegna þess er mikilvægt að huga vel að rútínu, setja sér skýr mörk hvað varðar notkun tækja og þess háttar. Við skoðuðum einnig hvernig hægt er að einfalda svefnherbergið til þess að það geti orðið að þeim griðastað sem það á svo sannarlega að vera. Við skoðuðum einnig mikilvægi góðrar næringar og hvaða hlutverki einfalt og aðgengilegt eldhús gegnir í þeim efnum. Einnig skoðuðum við mikilvægi gæðastunda og hversu mikilvægt er að raða í kringum okkur fólki sem hefur góð áhrif á líf okkar. Við skoðuðum mikilvægi þess að klæðast fötum sem okkur líður vel í og við skoðuðum líka hvaða áhrif það hefur á okkur andlega þegar við stundum hreyfingu. Fataskápurinn og fötin voru einnig sérstaklega tekin fyrir ásamt tímastjórnun sem er algjör lykill að því hvernig við nýtum dagana okkar. Síðast en ekki síst skoðuðum við svo hvernig hægt er að hætta að kaupa það sem við þurfum ekki.

Öll þessi atriði eiga að hjálpa okkur að einfalda lífið. Ég veit að þegar ég byrja daginn á réttum nótum þá verður hann betri.

Svona verður minn dagur betri

- Undirbúa heimilið að kvöldi undir það sem þarf að gera næsta dag.
- Byrja á hreyfingu að morgni.
- Næra líkamann minn vel.
- Eiga gæðastundir með fólki sem hefur góð áhrif á líf mitt, með fjölskyldu minni og mér sjálfri.
- Setja mér góð og raunhæf markmið.
- Fara vel með tíma minn þ.e átta mig á því hvað ég ætla að setja tíma minn í. Hvað er framundan og hverju þarf að forgangsraða.
- Hafa herbergið sem ég vinn í hreint ásamt því að hafa minna af hlutum í kringum mig. Þá einbeiti ég mér betur.
- Skipuleggja eldamennsku fram í tímann. Hver á að elda og hvað.
- Setja í þvottavél að morgni og hengja upp svo hægt sé að brjóta saman að kvöldi.

Einfaldara líf snýst ekki um að gera ekki neitt. Einfaldara líf snýst um það að við getum haft tækifæri og sveigjanleika í hversdagsleikanum til að takast á við óvæntar uppákomur og óvænt tækifæri. Að við höfum stjórn á aðstæðum frekar en að þær stjórni okkur.

Ef þú ert ekki búin að vinna verkefni sem fylgja köflunum þá hvet ég þig til að gera það núna. Staðreyndin er sú að þú uppskerð eins og þú sáir. Ef þú lest hvern kafla fyrir sig og vinnur verkefnin jafnóðum ertu að taka eitt lítið skref í einu og fyrr en varir ertu komin langa leið.

Þegar þú ert búin að fara í gegnum heimilið og losa þig við óþarfa þá veistu það. Þú eyðir minni tíma í að laga til. Þetta hættir að vera þannig að þvotturinn og tiltektin endar aldrei. Þessi vegferð snýst samt sem áður ekki um það að þú þurfir aldrei aftur að gera húsverk og setja mörk. Þessi vegferð er leið til að hjálpa þér að njóta hvers dags betur. Njóta hverrar stundar og þess að hafa eitthvað um það að segja í hvað þú verð þínum tíma.

Nú eru sex ár liðin síðan ég byrjaði þessa vegferð mína. Síðan þá hefur margt breyst. Börnin hafa stækkað og þroskast og ég hef þroskast, en líklega ekki stækkað. Ég vinn á öðrum vettvangi og ver tíma mínum meira í það sem skiptir mig máli en áður. Þrátt fyrir það þarf ég sífellt að vera vakandi. Ég þarf að vera vakandi fyrir því að að segja ekki já við hlutum sem vinna gegn minni yfirlýsingu. Ég þarf líka að vera vakandi fyrir því að segja ekki nei við einhverju sem vinnur með yfirlýsingunni en ég óttast. Ég þarf reglulega að stíga á móti óttanum. Ég þarf líka að muna að fjarlægja hluti sem við erum hætt að nota, börnin hafa vaxið upp úr o.s.frv. Þetta er vegferð og lífsstíll sem er gott að tileinka sér. Það þýðir samt ekki að allt fari í klessu þó svo ég gleymi mér um stund. Nei, lífið gerist og ef eitthvað óvænt kemur upp á og ég finn að ég leiðist af vegferð einfaldara lífs þá byrja viðvörunarbjöllur að hringja í huga mér og ég stend frammi fyrir vali. Vali um að fara aftur inn á þá vegferð sem ég hef valið, vegferð einfaldara lífs eða falla aftur í það far að lifa í hraða.

Það er mjög algengt að dagblöð, póstur, leikföng og allskonar drasl byrji að safnast fyrir heima. Þegar ég er vakandi yfir því þá eru dagblöðin fljót að fara í pappírstunnuna og leikföngin annaðhvort inn í herbergi eða í körfu á neðri hæðinni sem ég nota til að flytja hluti á milli hæða. Það er líka gott að taka regluleg poka og ganga um húsið og sjá hvort það sé eitthvað sem má fara á Nytjamarkaðinn. Ég er alltaf með einn poka eða kassa sem ég hef inni í þvottahúsi og get sett í hann það sem ég vil losna við. Þegar sá poki er fullur fer hann á Nytjamarkaðinn.

Það er mjög gott að fá fjölskylduna með í það verkefni að einfalda lífið. Börnin læra það sem fyrir þeim er haft. Það er gott að kenna börnum að það sé jákvætt að losa sig við hluti sem maður er ekki að nota. Það hefur verið mis erfitt með börnin mín. Dóttir mín á mjög auðvelt með þetta en eldri strákarnir eiga aðeins erfiðara með þetta. Ég sé þó mun eftir því sem tíminn líður og þetta er allt að koma.

Stundum er skemmtilegt að gera þetta að leik. Stilla tímann á 10 mínútur og allir finna eitthvað sem þeir eru hættir að nota og setja það í poka. Öll verkefni verða skemmtilegri ef þau eru gerð að leik. Þau verða líka skemmtilegri þegar skemmtileg tónlist er spiluð í hátalaranum.

Dæmi um leik

- Setja á tónlist.
- Allir ná í einn hlut til að setja í kassa á meðan lagið spilast.
- Um leið og það kemur þögn eiga allir að vera búnir að setja einn hlut í kassann.
- Markmið leiksins að ná ákveðnum fjölda hluta eða klára eitt eða fleiri lög.

Það er eins með þetta eins og allt annað. Það þarf að koma þessu í rútínu til þess að þetta verði að vana og til þess að þetta verði að lífsstíl. Þess vegna hvet ég þig til að ná góðum tökum á því sem við erum búin að fara í gegnum hér í þessari bók. Þannig verður lífið smám saman einfaldara.

Ég veit þú getur þetta! Ég hef fulla trú á þér og ég hvet þig svo innilega til að taka stjórn yfir eigin lífi. Ekki láta vinnusjálfið skilgreina þig eða það hversu upptekin þú ert. Við þurfum að fara vel með þann tíma sem við fáum hér á jörðu, hann líður svo ótrúlega hratt. Fókusaðu á stóru steinana (fjölskylduna, heilsuna og samböndin), því næst á minni steinana (vinnuna og skólann) og svo kemur allt annað.

LOKAORÐ

Líf mitt breyttist að svo mörgu leiti þegar ég fór að yfirfæra hugtakið einfaldara líf yfir á það sem ég geri dags daglega. Þegar ég lít til baka þá er ég uppfull af þakklæti. Einfaldara líf hefur gefið mér meiri tíma með börnunum mínum. Þessi lífsstíll hefur gert það að verkum að ég er að skrifa þess bók og hef haft tíma til að gera það sem hjarta mitt brennur fyrir. Einfaldara líf hefur kennt mér að njóta hvers dags betur. Það að lifa einfaldara lífi hefur gert það að verkum að ég hlæ meira og næ oftar að vera í núinu. Ég trúi því að ef við einföldum lífið þá líði okkur betur persónulega og börnunum okkar mun líða betur. Við lærum að takast á við okkur sjálf, verðum heilbrigðari til anda, sálar og líkama. Sem gerir það að verkum að fjölskyldur verða heilbrigðari og á endanum samfélagið allt.

Já, ég veit að þetta er stór draumur. Ég trúi því staðfastlega að það sé enginn sem getur breytt okkur persónulega. Ég get ekki breytt þínu lífi en ég get deilt með þér aðferðum sem ég hef notað og hafa reynst mér vel. Á endanum þarft þú rétt eins og ég að taka ákvörðun um að einfalda lífið þitt til þess að þú getir minnkað hraðann og notið dagsins. Því tíminn líður svo hratt.

ÞAKKIR

Þessi bók hefur verið langan tíma í fæðingu. Mig langar að byrja á því að þakka Aroni, eiginmanni mínum fyrir hvatningu og stuðning. Þú hefur verið algjör klettur. Ef þú hefðir ekki haft óbilandi trú á mér þá væri þessi bók ekki orðin að veruleika. Takk fyrir að vera þú.

Ég vil þakka öllum þeim sem lásu yfir bókina fyrir mig. Takk fyrir góðar ráðleggingar. Takk Linda fyrir fallegu hönnunina og teikningarnar. Ég vil einnig þakka Jenny Erlingsson fyrir að hjálpa mér að leggja lokahönd á útgáfu og prentun. Þvílík viska sem þú býrð yfir. Þú varst svar við þeim bænum sem ég var búin að biðja. Takk fyrir að vera á réttum stað á réttum tíma.

NÁNARI UPPLÝSINGAR

Þú getur fylgt mér á Instagram og Facebook undir nafninu Gunna Stella. Þar deilir ég hinum ýmsu ráðleggingum og ráðum. Ég held einnig einnig úti Hlaðvarpinu Einfaldara líf ásamt því að vera pistlahöfundur. Hægt er að nálgast hlaðvarpið og pistlana á heimasíðunni www.gunnastella.is.

HEIMILDIR

1. Gottfried, S. (2017). Younger: A Breakthrough Program to Reset Your Genes, Reverse Aging, and Turn Back the Clock 10 Years)

2. D'Adamo, P. (1999). Rétt mataræði fyrir þinn blóðflokk: Einstaklingsbundið mataræði sniðið að þínum þörfum svo þú haldir heilbrigði, lifir lengi og náir kjörþyngd.

3. Jóhanna Vilhjálmsdóttir. (2013). Heilsubók Jóhönnu. Reykjavík: Veröld.

www.ingramcontent.com/pod-product-compliance
Lightning Source LLC
Chambersburg PA
CBHW041324110526
44592CB00021B/2816